**Dieses Buch**
ist der authentische Bericht eines »Arztes aus Leidenschaft«, der Kenntnis und Technik der neuraltherapeutischen Behandlung als Freund und Meisterschüler der Brüder Huneke erlernt und sie im Verlauf einer 25jährigen Praxis mit weiterentwickelt und auf den heutigen Stand gebracht hat.
Dr. med. Peter Dosch, der zu den führenden Neuraltherapeuten der Welt gezählt werden kann, sagt im vorliegenden Patienten-Ratgeber alles über die erstaunlichen Möglichkeiten dieser erfolgreichen Heilmethode, mit deren Mitteln »Heilung in der Sekunde« tatsächlich erreichbar ist und die sehr oft auch dann noch zum Ziel kommt, wenn andere Behandlungen bereits versagt haben.

**Dr. med. Peter Dosch**
1914 in Zwyndrecht (Holland) geboren, studierte Medizin in München, Prag und Leipzig.
Praktischer Arzt seit 1941, Neuraltherapeut seit 1951. 1969 Flucht aus der DDR mit Frau und drei Söhnen. Lebt seither in Grünwald bei München. Sechs Jahre Präsident, jetzt Ehrenpräsident der Internationalen medizinischen Gesellschaft für Neuraltherapie, Träger der »Huneke-Medaille«. Viele Veröffentlichungen zum Thema Neuraltherapie. darunter »Lehrbuch der Neuraltherapie nach Huneke«.

Dr. med. Peter Dosch

# Heilerfolg durch Neuraltherapie

Der authentische Patienten-Ratgeber

Unter Mitarbeit von
cand. med. Michael Dosch

Gräfe und Unzer Verlag München

Ein GU-RATGEBER

Redaktionsleitung: Hans Scherz
Lektorat: Waltraud Freiberger

Copyright © by Gräfe und Unzer Verlag, München
Auszugsweiser Nachdruck sowie Verbreitung durch Film, Funk
und Fernsehen, Fotomechanische Wiedergabe und Tonträger jeder Art
nur mit Genehmigung des Verlages.

Einbandgestaltung: Gundula Freyse, München
Umschlagfoto: Studio Ohser, München
Zeichnungen: Walter Lob, München
Gesamtherstellung: Ludwig Auer, Donauwörth

ISBN 3-7742-1622-3

# Inhalt

**Ein erfolgreiches Heilverfahren, aber keine »Wundermedizin«** 7

**Der Selbstheilungs-Mechanismus** 9

**Die Geschichte der Neuraltherapie mit Procain** 12
Die Segmenttherapie 15
Das Sekunden- oder Huneke-Phänomen 16
Die Ausschaltung des Störfeldes 19
Die Expreß-Heilung 22

**Welche Krankheiten kann die Neuraltherapie heilen?** 26
Erkrankungen im Kopfbereich 28
Erkrankungen im Halsbereich 34
Erkrankungen im Brustbereich 37
Erkrankungen im Oberbauch 38
Erkrankungen im Unterleib 43
Nervenerkrankungen 44
Erkrankungen der Wirbelsäule, Gelenke und Muskeln 46
Hauterkrankungen 48
Allgemeinerkrankungen 49

**Bei welchen Krankheiten kann die Neuraltherapie nicht helfen?** 50
Der Nächste, bitte! 53

**Neuraltherapie in Theorie und Praxis** 56
Wie entsteht ein Störfeld? 56
Wie wirkt das Procain? 59
Der Neuraltherapeut und die Diagnose 63

Die Störfeldsuche   69
Die Mandeln (Tonsillen)   70
Die Zähne   71
Die Nasen-Nebenhöhlen   74
Die Ohren   75
Die Narben   75
Die Brustorgane   77
Die Bauchorgane   77
Der Unterleib   80
Das Knochensystem   81
Fremdkörper   81
Andere Störfeldmöglichkeiten   81

**Was ist noch zu beachten?   83**
Vor der Behandlung   83
Nach der Behandlung   85

**Procain als Quell ewiger Jugend?   88**

**Das Wichtigste – zusammengefaßt   92**

# Ein erfolgreiches Heilverfahren, aber keine „Wundermedizin"

*Das Geschäft mit der Krankheit*

Man hört und liest heutzutage viel über die Neuraltherapie nach *Huneke*. Wer sich über die Methode informieren will, erkundigt sich zuerst einmal bei den »Fachleuten«, bei Ärzten. Die einen sind begeisterte Anhänger dieses Heilverfahrens, die anderen sind skeptisch, und die dritten lehnen es ab. Diese letzte Gruppe wird jedoch immer kleiner! Also wie so oft – auch hier keine einheitliche Meinung.

Will man sich dann in der Laienpresse orientieren, die aus der Krankheit nicht selten ein Geschäft macht, bekommt man den Eindruck, als ginge es bei der Neuraltherapie um eine Art Zaubermedizin, die häufig eine »Heilung in der Sekunde« bewirkt. Und welcher Kranke möchte das nicht. Ebenso unverantwortlich handeln jene Journalisten, die den Eindruck einer Allheilmethode erwecken, und damit den Kranken Hoffnungen machen, die die Ärzte nicht erfüllen können. Der Leser solcher Berichte bekommt auch den Eindruck vermittelt, diese marktschreierisch aufgemachten Wunderheilungen seien das Privileg der Heilpraktiker. Der Laie kann nicht wissen, daß sich ein Arzt strafbar macht, wenn er öffentlich für sich oder seine Praxis wirbt. Der Heilpraktiker, der solchen Standesgesetzen nicht unterliegt, darf über jeden Erfolg lautstark berichten. So entstand in der Öffentlichkeit ein Zerrbild über ein wertvolles Naturheilverfahren, das von Ärzten entwickelt wurde und das – um es richtig anzuwenden – auch eine ärztliche Ausbildung erfordert.

*Der authentische Patienten-Ratgeber*

Noch vor wenigen Jahren galt die Neuraltherapie bei vielen Medizinern als Suggestionstherapie* und wissenschaftlich unhaltbar. Heute sind die Grundlagen so weit erforscht, daß sie zu den schulmedizinischen Heilmethoden gerechnet werden kann.

Der Kranke hat ein Recht auf eine sachliche Information, die nicht darauf abzielt, mit Sensationsberichten die Auflagen einer Illustrierten anzuheben, sondern die ihm sagt, ob und wie diese Therapie in seinem Fall helfen kann. Außerdem kann die Neuraltherapie nur in enger Zusammenarbeit zwischen Arzt und aufgeklärtem Patient erfolgreich sein. Darum bin ich der Aufforderung des Verlages gern nachgekommen, diesen Patienten-Ratgeber zu schreiben. Mein Sohn Michael, ebenfalls Mediziner, hat mir dabei geholfen, wofür ich ihm an dieser Stelle danken möchte. Ich bin seit 28 Jahren begeisterter Neuraltherapeut. Ferdinand Huneke hat mich im Vorwort zu dem von mir verfaßten »Lehrbuch der Neuraltherapie nach Huneke« als seinen Meisterschüler bezeichnet. Ihm und seiner Lehre will ich dienen, indem ich die interessierte Öffentlichkeit über das Warum, Wann und Wie der von ihm und seinem Bruder entwickelten Methode fachkundig unterrichte. Wenn ich darüber hinaus auch den Kranken einen Weg zu ihrer Heilung zeigen kann, hätte sich die Mühe mehr als gelohnt.

Grünwald bei München, im Frühjahr 1976

Dr. med. *Peter Dosch*

---

\* Suggestion = seelische Beeinflussung.

# Der Selbstheilungs-Mechanismus

*Behandlung über das Nervensystem*

»Neuraltherapie« bedeutet in wörtlicher Übersetzung: Behandlung über das Nervensystem. Damit soll nun nicht gesagt sein, daß die Neuraltherapeuten den Anspruch erheben, das Nervensystem für sich und ihre Methode pachten zu wollen. Wir wissen genau, daß es keine ärztliche Behandlung gibt, die ohne das Nervensystem auskommen kann. Es soll damit nur zum Ausdruck gebracht werden, daß die Neuraltherapeuten gegenüber den Ärzten, die die selbständige Zelle und die aus Zellen zusammengesetzten Organe oder die Körpersäfte in den Mittelpunkt ihres Interesses stellen, bewußt ihren Standpunkt und die Zielrichtung geändert haben. Sie sehen weitgehend Krankheit und Heilung zuerst einmal nervlich bedingt und durch das Nervensystem gesteuert. Darum versuchen sie auch, auf die an Nervenfunktionen gebundenen Lebensvorgänge direkt oder indirekt Einfluß zu nehmen, um so die gestörte innere Harmonie wiederherstellen zu helfen.

*Ursprung vieler Krankheiten*

Diese Betrachtungsweise mag auf den ersten Blick etwas einseitig erscheinen. Wenn man sich aber erst einmal den weitreichenden Einfluß der »Lebensnerven« auf alle unserem Willen nicht unterworfenen Regulierungs- und Selbstheilungs-Mechanismen in Erinnerung ruft, wird einem klar, daß diese Anschauung am wahren Ursprung vieler Krankheiten und nicht erst an ihren Symptomen ansetzt.

Die Neuraltherapie nach Huneke (»Huneke-Therapie«) basiert auf der Wirkung eines Medikamentes über die *Nervenbahnen* (nicht auf dem Blutweg!).

*Segment-therapie und Sekunden-Phänomen*

Die Neuraltherapeuten spritzen Procain oder andere Lokalanästhetika\* an bestimmte Körperpunkte. Man unterscheidet zwei verschiedene Heilmöglichkeiten: die *Segmenttherapie* mit direkten Injektionen in den erkrankten Bereich bzw. die entsprechenden Reflexzonen (siehe Seite 15), und das *Ausschalten eines* außerhalb des Segments befindlichen *Störfeldes* mit dem »*Sekunden-Phänomen*« (siehe Seite 16).

*Procain* und andere zur örtlichen Betäubung benutzte Medikamente wirken auch in der Neuraltherapie nicht als Heilmittel – sie unterstützen lediglich die *Selbstheilungskräfte des Organismus* bzw. beseitigen Blockaden, wie sie beispielsweise durch Narben entstehen können.

Zur *Neuraltherapie im weiteren Sinne,* also zu den Methoden, die über das »Neurovegetativum«, das willkürlich und unwillkürlich gelenkte Nervensystem, wirken, zählen wir viele örtliche Heilanwendungen mechanischer, physikalischer und biologischer Art.

*Auch das ist Neuraltherapie*

So alle Bäder (zum Beispiel nach *Kneipp*, nach *Prießnitz*), Moor- und Fango\*\*-Packungen, alle Massagen, besonders die gezielte Bindegewebs- und Nervenpunkt-Massage, Lymphdränage\*\*\* und Chirotherapie\*\*\*\* sowie ärztliche Bestrahlung aller Art.

Es gibt auch noch andere Naturheilverfahren, die die automatisch ablaufenden Beziehungen zwischen der Haut und den inneren Organen (die kutiviszeralen Reflexwege) mit Hautreizen verschiedener Art nutzen, um einen normalisierenden Einfluß auf gestörte Organe oder Gewebe auszuüben. Dazu gehören Einreibungen mit durchblutungsfördernden Salben, das Ansetzen von Blutegeln oder Schröpfköpfen, die *Baunscheidt-* und *Ponndorf-Impfungen,* das Setzen von Brennkegeln (Moxa-Behandlung) und die Akupunktur. Auch diese 5000 Jahre alte chinesische Erfahrungsheilkunde kennt ja besondere Reaktionspunkte auf der Haut, die wir Neuraltherapeuten zum Teil übernommen haben.

Zu den Neuraltherapien im weiteren Sinne zählen noch die Eigenblut-Injektionen, das künstliche Erzeugen von Fieber und die Behandlung mit Kanthariden-Pflastern.

---

\* Mittel zur örtlichen Betäubung.
\*\* Heilkräftiger Mineralschlamm aus heißen Quellen.
\*\*\* Beschleunigung des Lymphstromes, der Flüssigkeit in den Lymphgefäßen, durch eine spezielle Form der Massage.
\*\*\*\* Chirotherapie, Chiropraktik = Behandlungsmethode von Schmerzen im Wirbelsäulenbereich oder Erkrankungen, verursacht durch Fehlstellungen von Wirbelkörpern, mit bestimmten Einrenkungshandgriffen.

*Die Huneke-Therapie*

Strenggenommen ist die »*Neuraltherapie nach Huneke*« also nur eine Sonderform der Neuraltherapien. Aber es hat sich eingebürgert, die Therapie mit Procain und anderen örtlichen Betäubungsmitteln, die uns die Brüder Huneke lehrten, als *die Neuraltherapie* zu bezeichnen. Die Huneke-Therapie zählt mit zu den Naturheilverfahren, weil das von ihr verwendete Procain (Novocain®) ebenfalls über die vegetativen Reflexwege wirkt und sie regulierend beeinflußt.

Voraussetzung ist, daß das energiereiche Lokalanästhetikum vom Arzt an die jeweils richtige Stelle gespritzt wird.

# Die Geschichte der Neuraltherapie mit Procain

*Wie Schwester Katha geheilt wurde*

Dr. Walter und Dr. Ferdinand Huneke behandelten gemeinsam ihre Schwester Katha, die schon seit mehreren Jahren unter heftigsten Migräne-Anfällen litt. Die Brüder, Söhne und Enkel von Medizinern und selbst leidenschaftliche Ärzte, gaben sich mit ihrer Schwester natürlich die größte Mühe und probierten buchstäblich das ganze bekannte therapeutische Register durch. Die Beschwerden blieben jedoch bestehen, ja, verschlimmerten sich laufend so sehr, daß schließlich nicht einmal die stärksten Medikamente das Leiden anhaltend lindern konnten. Die vielen Chemikalien belasteten Magen und Leber bereits erheblich und führten zu Sucht- und Vergiftungserscheinungen. Katha, früher eine fröhliche und ausgeglichene Frau, war durch die höllischen Schmerzen mit der Zeit ein anderer Mensch geworden. Sie ging kaum noch aus dem Haus, lag während der immer häufiger auftretenden Attacken jammernd in einem abgedunkelten Zimmer und litt an Depressionen. Die ganze Familie litt mit ihr.

Wer einmal einen solchen Migräne-Anfall miterlebt hat oder gar selbst daran leidet, weiß, was für eine furchtbare Krankheit das ist. Der australische Kopfschmerzspezialist *James W. Lance* hat das einmal treffend so formuliert: »Die Migräne tötet nicht, aber sie kann das Leben zur Hölle machen.«

Im Jahre 1925 traf Ferdinand Huneke zufällig auf der Straße seinen alten Regimentsarzt wieder, den er lange nicht gesehen hatte. Im Lauf des Gespräches erzählte Huneke dem erfahrenen Kollegen auch von den Sorgen mit seiner Schwester. Er schilderte die

*Rheuma-Mittel gegen Migräne*

bisher durchgeführte Behandlung und fragte, ob er vielleicht etwas vergessen habe. Der alte Praktiker wußte tatsächlich noch etwas: »Manchmal sind solche Schmerzen rheumatischen Ursprungs. Versuchen Sie einmal das Rheumamittel Atophanyl®*.« Nach so vielen Fehlschlägen versprach sich Ferdinand wenig davon, aber er besorgte sich das Medikament, um nichts zu unterlassen.

Beim nächsten Anfall spritzte er seiner Schwester das Mittel in die Vene. Noch während der Injektion glätteten sich ihre Gesichtszüge, und glücklich berichtete sie ihrem Bruder, daß sich alle Beschwerden auf einmal verlören, wie Nebel vor der Sonne schwindet. Ferdinand schloß daraus, daß diese Migräne also tatsächlich rheumatischer Natur gewesen sein müsse, und daß er nun endlich ein Mittel gefunden habe, die Anfälle zu unterdrücken. Auch die Depressionen verschwanden, Katha blühte sichtlich wieder auf. Erst nach einigen Wochen kam eine neue, aber weniger heftige Attacke, die sich mit dem Rheumamittel wiederum so rasch beheben ließ.

Einige Zeit später mußte Ferdinand als Schiffsarzt in den Fernen Osten reisen. Vor der Abfahrt informierte er seinen Bruder, was er bei einem erneuten Anfall zu tun habe. Doch als Walter bei der nächsten Attacke das Atophanyl intravenös injizierte, geschah nichts. Die Schmerzen und alle Begleitsymptome blieben diesmal unbeeinflußt.

*Ein Irrtum führt zum Erfolg*

Nach Ferdinands Rückkehr machten sich die Brüder natürlich Gedanken darüber, warum das neue Mittel zweimal so gut und dann überhaupt nicht mehr geholfen hatte. *Dasselbe* Medikament? Vielleicht lag hier die Lösung? Beim Vergleich der verwendeten Packungen stellten sie fest, daß es das Präparat tatsächlich in zwei verschiedenen Formen gab: das von Walter benutzte intravenös zu spritzende Atophanyl *ohne Zusatz* und das von Ferdinand verwendete Atophanyl *mit Procain,* das nur für eine schmerzarme intramuskuläre Injektion ins Gesäß, keinesfalls aber in die Venen, gedacht war. Nach der gültigen Lehrmeinung hatte man nämlich angenommen, Procain könne eine tödliche Gehirnlähmung bewirken, wenn es direkt in den Blutkreislauf gebracht würde. Ferdinands Versehen hatte aber gezeigt, daß das für die verwendete kleine Menge nicht zutraf. Im Gegenteil: Gerade dem Procainzusatz war die Heilung der Migräne zu verdanken; das Lokalanästhetikum hatte hier als Therapeutikum gewirkt.

---

\* Das Medikament ist jetzt nicht mehr im Handel.

*Erfahrungen durch Selbstversuche*

Nach dieser Erkenntnis testeten die Brüder das als Heilmittel neuentdeckte Procain erst einmal in Selbstversuchen, bevor sie es bei ihren Patienten anwendeten. Ein geringer Zusatz von Koffein machte das Medikament besser verträglich und noch wirksamer. Die Firma Bayer/Leverkusen überprüfte die Angaben und brachte den Procain-Koffein-Komplex unter dem Namen Impletol® auf den Markt. In der Folgezeit injizierten die Hunekes das Präparat häufig; entweder in die Blutbahn oder direkt in die schmerzhaftesten Stellen. Drei Jahre später (1928) veröffentlichten sie ihre ersten Ergebnisse in der Zeitschrift »Medizinische Welt« unter dem Titel: »Unbekannte Fernwirkungen der Lokalanästhesie«.

Eines Tages fand Ferdinand, der ältere Bruder, wieder etwas Neues heraus. Er behandelte eine Krankenschwester, die ihn wegen ihrer Kopfschmerzen aufgesucht hatte. Wie üblich wollte er ihr das Procain in die Vene spritzen. Er traf die dünne Vene aber nicht genau, und die Injektion ging nicht *in,* sondern *neben* die Blutader (paravenös). Dennoch besserten sich die Beschwerden sofort. Offensichtlich wirkte das Mittel nicht über das Blut, sondern über das Nervengeflecht, das jedes Blutgefäß umspinnt.

Seitdem gab Huneke nach jeder intravenösen Injektion absichtlich auch einige Tropfen paravenös.

Beim Gedankenaustausch erfuhr er von Walter, daß dieser unabhängig ebenfalls zu dem Schluß gekommen war, das Procain müsse an den feinsten vegetativen Nervenfasern eine Änderung zum Positiven hin bewirken. *Wie,* wußte er auch nicht. Dafür

*Die ersten Heilerfolge*

steckte die Methode noch zu sehr in den Anfängen. Den Brüdern waren zunächst einmal der Erfolg am Patienten, die guten Erfahrungen, wichtiger als die wissenschaftliche Erklärung. Und die Resultate, die sie vor allem bei Schmerzzuständen erzielten, konnten sich sehen lassen: Kopfschmerz und Migräne, Trigeminusneuralgie\*, Mittelohrentzündung, Herzschmerzen, Ischias, Rheuma, Erkrankungen des Magens, der Gallenblase, der Leber und des Darmes, aber auch Schwerhörigkeit, Hautausschläge und vieles andere mehr konnte überzeugend gebessert oder gar geheilt werden. Die Erfolge sprachen sich auch schnell herum und sorgten für Zulauf. Ein altes Sprichwort sagt ja: »Ein guter Arzt braucht keine Posaune!«

---

\* Attackenweise auftretende Schmerzen eines oder mehrerer Äste des Nervus trigeminus (N. trigeminus = »dreigeteilter Gesichtsnerv«).

# Die Segmenttherapie

Die Brüder nannten ihr Verfahren in den ersten Jahren »Heilanästhesie«, weil sie glauben mußten, die Anästhesie bewirke die Heilungen. Der Begriff war nicht sehr glücklich gewählt; denn die heilende Wirkung hält ja meist viel länger an als die örtlich betäubende, die beim Procain nur etwa 20 Minuten dauert. Später än-

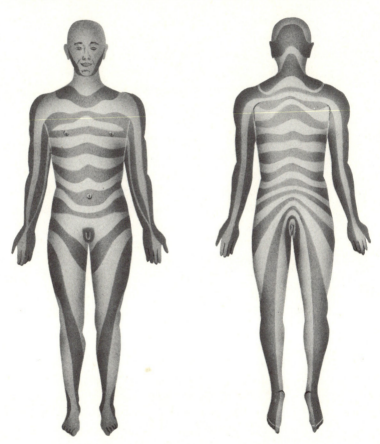

*Die Körpersegmente*

Die Oberfläche des Menschen wird in »Segmente« eingeteilt, die von den Nerven einzelner Rückenmarksabschnitte versorgt werden. Wir kennen 8 Halssegmente, 12 Brustsegmente, 5 Lendensegmente und 5 Kreuzbeinsegmente. Die gezielte Lokalanästhesie reizgestörten Segmentgewebes unterbricht (bei segmentgebundenen Krankheiten) krankmachende Reflexe und normalisiert durch Wiederaufladen der Zellpotentiale die vegetativen Funktionen.

*Reflexverbindungen zu den Organen*

derten sie den Begriff auf Vorschlag ihres Freundes und Mitkämpfers *Max Kibler* in »Segmenttherapie« um. Unter Segmenten oder Head-Zonen versteht man nach dem englischen Neurologen *Henry Head* (1861–1940) die Tatsache, daß sich die Oberfläche des Menschen in Zonen beziehungsweise Segmente aufteilen läßt, von denen aus Reflexverbindungen zum Körperinneren und den Organen nachweisbar sind.

So klagt der Herzkranke im Angina-pectoris-Anfall über Schmerzen, die von der linken Brust bis in die Kleinfingerseite der linken Hand ausstrahlen. Und der Gallenkranke leidet beim Steinanfall unter dem Gefühl, ihm bricht das Kreuz unter dem rechten Schulterblatt ab. Die Neuraltherapeuten spritzen das Procain in die bekannten Segmente und nutzen so die Reflexbahnen.

Wir suchen dazu alle Schichten im Segment auf, die beteiligt sind. Also injizieren wir nicht nur in die Haut (Quaddelung), sondern auch tiefer in die bindegewebigen Knoten (Gelosen), in die kranke Muskulatur, an die Knochenhaut (Periost), an das Brust- und Rippenfell (Pleura und Pleura costalis) oder das Bauchfell (Peritoneum) – oft aber auch an die zuführenden Gefäße und Nerven bis zu den Nervenknoten (Ganglien), den wichtigsten Schaltstellen des sympathischen Nervengeflechtes. Der Therapeut muß unter anderem also gute anatomische Kenntnisse besitzen, ein räumliches Vorstellungsvermögen und eine sichere Hand.

## Das Sekunden- oder Huneke-Phänomen

*Die Geschichte von der Frau aus Breslau*

Im Jahre 1940 beobachtete Ferdinand Huneke wieder etwas umwälzend Neues: das erste »Sekundenphänomen«. Mit dieser Entdeckung hat er zweifellos ein neues Blatt in der Geschichte der Medizin aufgeschlagen.

Das kam so: Eine Frau reiste von Breslau nach Düsseldorf, weil sie von den verblüffenden Erfolgen des »Wunderdoktors« gehört hatte. Sie litt seit Jahren an einer sehr schmerzhaften Kapselentzündung des rechten Schultergelenks (Periarthritis humeroscapularis), die zur Gebrauchsunfähigkeit des Armes geführt hatte. Sie hielt ihn mit der gesunden Hand fest und vermied ängstlich alle Bewegungen des kranken Armes. Die Geschichte ihres Leidens war lang; es hatte allen therapeutischen Maßnahmen getrotzt. Die zuvor konsultierten Ärzte waren der Ansicht, in ihrem Körper

*Die Suche nach dem »Eiterherd«*

müßten irgendwo Bakterien sein, deren Gifte (Toxine) sich im kranken Schultergelenk ablagerten und die Entzündung unterhielten. Das entsprach der Lehrmeinung an den Universitäten der damaligen Zeit. Man sprach von einem Eiterherd, der auf dem Blutweg Bakterien und deren Gifte ausstreuen und damit solche Herdkrankheiten verursachen würde. Darum hatte man der Frau bereits sämtliche nervtoten und beherdeten Zähne gezogen, die Mandeln (Tonsillen) herausoperiert, die Gallenblase (Vesica fellea) und den Blinddarm (das heißt seinen Wurmfortsatz = Appendix) entfernt. Nun sollte ihr auch noch der linke Unterschenkel amputiert werden, weil sie dort als Kind eine Knochenmarkentzündung (Osteomyelitis) durchgemacht hatte und man hier den Herd (Fokus) vermutete. Bevor sie sich zu dieser verstümmelnden Operation entschloß, wollte sie ihr Glück bei Dr. Ferdinand Huneke versuchen.

Dieser wandte alles an, was bei dem gleichen Krankheitsbild als Segmenttherapie schon geholfen hatte: Zuerst gab er das Medikament in Form von Quaddeln in die Haut über dem Gelenk, dann spritzte er es an die druckschmerzhaften Sehnenansätze, in die

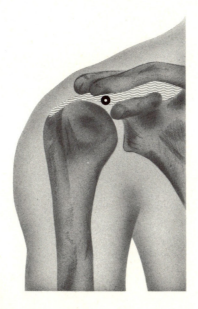

*Das Schultergelenk*

Oft genügt nicht das Quaddeln und das Spritzen in die schmerzhaft veränderten Muskeln und Sehnen. Dann gibt der Neuraltherapeut eine Injektion direkt in den Gelenkspalt.

Verhärtungen im Bindegewebe und direkt in den Gelenkspalt. Als das nicht wirkte, gab er ihr bei der nächsten Behandlung eine Injektion in und an die zuführenden Blutgefäße und schließlich sogar an das Sternganglion (Ganglion stellatum), die Schaltstelle des Sympathikusnerven, die das gleichseitige obere Körperviertel vegetativ innerviert. Doch nichts half, und tief enttäuscht verließ die Frau Dr. Hunekes Praxis.

Glücklicherweise kam sie aber nach wenigen Wochen noch einmal zu ihm zurück. An der Schulter hatte sich inzwischen nichts geändert. Aber nun habe sich – erzählte die Breslauerin –, wie alljährlich, die alte Osteomyelitis-Narbe am linken Unterschenkel wieder entzündet. Sie sei hochrot, jucke Tag und Nacht unerträglich und ließe sie kaum mehr zur Ruhe kommen. Ob er sie wenigstens davon befreien könne?

Aus den bisherigen Erfahrungen hatte Huneke die These aufgestellt: »Das Procain greift am Wesen der Entzündung an.« *Wie* es das bewirkte, wußte er nicht, *daß* es aber Entzündungen zum Abklingen bringen kann, hatte er viele tausend Male bewiesen. Also spritzte er das Mittel direkt in die gerötete Narbe und in deren Umgebung – nur in der Absicht, die lästige Entzündung damit zu beeinflussen. Da geschah etwas völlig Unerwartetes – lassen wir uns das von Ferdinand Huneke selbst erzählen:

*Die erste »Heilung in der Sekunde«*

»Der Effekt übertraf jede bisherige Vorstellungsmöglichkeit. In der gleichen Sekunde war die Frau von ihren Schulterschmerzen befreit, bewegte und rotierte das Schultergelenk nach allen Richtungen, als wäre vorher nichts gewesen. Das Erlebnis war so eindringlich, daß für mich kein Zweifel bestand, daß ich einer bis dahin unbekannten Gesetzmäßigkeit im Bereich des Fokusgeschehens auf der Spur war.«

Es gibt Fokus-Krankheiten, bei denen ein Eiterherd (besonders häufig an kranken Zähnen und Mandeln) an ganz anderen Körperstellen Beschwerden hervorrufen und unterhalten kann. Das wußten schon die Heilkundigen im Altertum. In Mesopotamien gruben Archäologen Keilschrifttafeln aus, die den Briefwechsel eines Assyrerkönigs mit seinem Leibarzt enthielten. Der Herrscher schilderte ihm anschaulich sein schweres Gelenkrheuma: »Ich bin verzehrt vom Fieber, das in meinen Gliedern glüht.« Der Arzt ordnete an: »Er, dessen Kopf, Hände und Füße entzündet sind, verdankt diese Krankheit dem schlechten Zustand seiner Zähne. Die Zähne meines Herrn müssen entfernt werden, durch sie ist sein

Inneres entzündet. Die Schmerzen werden sofort verschwinden, sein Zustand wird dann zufriedenstellend sein.« Die Tafeln sind 2500 Jahre alt. Aber den Rat des königlichen Leibarztes sollte heute noch mancher Kranke beherzigen, der auf sein mit viel Geld und Kunst »erhaltenes« Gebiß so stolz ist!

## Die Ausschaltung des Störfeldes

*Eine Lehre wird revidiert*

Der blitzartige Ablauf des Sekundenphänomens, das wir heute dem Entdecker zu Ehren auch »Huneke-Phänomen« nennen, hat die alte Fokuslehre revidiert und erweitert. Wo sollten die Bakterien und deren Toxine so plötzlich geblieben sein, nachdem Procain in die entzündete Narbe gespritzt worden war? Das vollständige Erlöschen aller Krankheitssymptome im Augenblick der Injektion ließ doch viel eher an die Möglichkeit elektrischer Phänomene denken. Zumal die Brüder Huneke und deren Schüler als Krankheitsursache auch Narben fanden, die völlig »reizlos« waren und bei denen die alte Verletzung mit allen Folgen längst abgeheilt schien. Mit dem alten Herd und seiner Wirkung über das Blutgefäß-System hatten diese Beobachtungen sicher nichts zu tun. Darum wählte man für die neuentdeckte Störquelle, die über das Nervensystem abzulaufen schien, auch den neuen Begriff »nervales Störfeld«.

*Die Thesen der Brüder Huneke*

Die Brüder Huneke faßten ihre Erkenntnisse in folgenden Thesen zusammen:

- Jede chronische Krankheit kann störfeldbedingt sein! (Bis auf später genannte Ausnahmen)
- Jede Stelle des Körpers kann zum Störfeld werden!
- Die Procain-Injektion an das schuldige Störfeld heilt die störfeldbedingten Krankheiten, soweit das anatomisch noch möglich ist, über das Sekunden-Phänomen!

Das besagt also, daß nicht jede Krankheit über das Huneke-Phänomen geheilt werden kann. Man sollte aber bei jeder therapieresistenten, das heißt auf keine Behandlung ansprechenden Krankheit nach Erschöpfen aller Möglichkeiten (auch der Segmenttherapie) an ein potentielles Störfeld denken und nach ihm suchen.

Ferdinand Huneke stellte für sein Sekunden-Phänomen Bedingungen auf, die auch heute noch gültig sind:

*Bedingungen für ein Sekundenphänomen*

1. Bei der Injektion von Procain, Impletol oder einem anderen Neuraltherapeutikum in das schuldige Störfeld müssen alle von ihm ausgelösten Fernstörungen hundertprozentig verschwinden, soweit das anatomisch möglich ist.

   Nicht jeder nervtote Zahn, nicht jede Narbe wird zum Störfeld; von den vielen möglichen Störfeldern werden nur wenige aktiv. Sie stören dann die Funktionsabläufe und müssen durch Provokationsmaßnahmen\*, Messungen und Test-Injektionen erst als schuldig entlarvt werden.

   Es muß sich um Fernstörungen handeln. Jede Behandlung im Segment gilt erst einmal als Segmenttherapie. Bei ihr sind wir schon mit einer wesentlichen Besserung zufrieden. Sie rechtfertigt die Wiederholung der Injektionen am gleichen Ort. Bringt dies keine weiteren Fortschritte, müssen andere Stellen gespritzt werden.

   Genügt bei der Segmenttherapie eine wesentliche Besserung, so verlangt das Huneke-Phänomen ein hundertprozentiges Verschwinden aller Krankheitssymptome.

   »Soweit anatomisch möglich« bedeutet beispielsweise: Ein knöchern völlig versteiftes Gelenk kann unmöglich plötzlich wieder beweglich werden. Die nur wegen der Schmerzen ruhiggestellte Schulter der zitierten Breslauerin dagegen wurde schlagartig wieder schmerzfrei und beweglich.

*20 Stunden Symptomfreiheit*

2. Die völlige Symptomfreiheit muß von den Zähnen aus mindestens acht, von allen anderen Stellen aus mindestens 20 Stunden anhalten.

   Der Arzt ist auch hier auf die Mitarbeit seiner Patienten angewiesen. Durch ungenügende oder falsche Angaben über das Ausmaß und die Dauer der Reaktion auf die Injektionen kann der Therapeut irregeleitet werden. Der Kranke bringt sich so unter Umständen selbst um die Möglichkeit einer Heilung. Am besten macht er sich kurze Notizen, vor allem über die ersten Stunden und Tage nach der Behandlung.

---

\* Künstliche Belastung der körpereigenen Abwehrmechanismen zur Aktivierung stummer Störfelder, die durch ihre Reaktion ermittelt werden können.

3. Treten die alten Symptome wieder auf, muß nochmals an die gleiche Stelle (das Störfeld) gespritzt werden. Die Zeit der hundertprozentigen Wirkung darf bei dieser Wiederholung keinesfalls kürzer werden. Sie muß sich gegenüber dem vorigen Mal sogar noch steigern. Weitere Behandlungen führen dann im Rahmen der verbliebenen Möglichkeiten zur Heilung.

Erst wenn diese drei Bedingungen erfüllt sind, darf man von einem Huneke-Phänomen sprechen. Erfahrene Neuraltherapeuten schätzen, daß 30% aller bisher unheilbaren Krankheiten störfeldbedingt sind.

*30% der unheilbaren Krankheiten störfeldbedingt*

Die vielzitierte »Heilung in der Sekunde« gibt es. Jeder echte Neuraltherapeut hat sie schon erlebt. Das heißt, daß nach Finden des Störfeldes eine einzige Behandlung genügt, um die Krankheit restlos und mit Dauerwirkung zu heilen. Aber leider sind das seltene Glücksfälle. Der Alltag sieht anders aus. Arzt und Patient müssen in zäher Zusammenarbeit das Störfeld suchen und finden. Und selbst wenn es dann entdeckt worden ist, sind meist mehrere Behandlungen in immer größeren Abständen notwendig, bis es entstört und damit die Krankheit besiegt ist. Nur das Wissen um diese Bedingungen, vor allem die Wiederholungsregel, kann vor unbegründeten Hoffnungen und Enttäuschungen schützen.

*Die zwei Wege der Huneke-Therapie*

Die Geschichte der Neuraltherapie wurde absichtlich so ausführlich vorgetragen, damit der Leser versteht, daß es bei der Huneke-Therapie zwei voneinander verschiedene Wege gibt, die ihre eigenen Gesetze haben, und die der Patient kennen sollte:

1. Die Segmenttherapie

Sie geht die Beschwerden am Ort der Erkrankung oder in deren zugehörigem Segmentbereich an. Hier genügt die Besserung, die sich bei der Wiederholung steigert.

2. Die Ausschaltung des Störfeldes
   (Das Sekunden- oder Huneke-Phänomen)

Hier wird das Störfeld außerhalb der segmentalen Zuordnung gesucht. Die Hundertprozentigkeit der Beschwerdefreiheit ist eine Bedingung. Bei wieder auftretenden Beschwerden muß das Störfeld erneut angegangen werden (Injektion, Operation).

# Die Expreß-Heilung

Aus der Vorgeschichte kann der Neuraltherapeut mit einiger Erfahrung oft schon auf die Möglichkeit eines Störfeldgeschehens schließen. Einen besonders eindrucksvollen Fall dazu erlebte ich im D-Zug nach München. Ich hatte tagsüber in Osnabrück einen anstrengenden Ärztekurs abgehalten und fuhr mit dem Nachtschnellzug zurück, der um 7 Uhr morgens in München sein sollte. Das Abteil war leer, und ich freute mich auf eine ruhige Nacht; denn um 8 Uhr ging bereits wieder die Sprechstunde an. Da hielt der Zug: Ich sah, wie Rotkreuzhelfer bei der einen Tür eine kleine Frau in den Zug hoben, die offensichtlich vor Schmerzen kaum gehen konnte. Bei der anderen Waggontür half man einer Frau in den Zug, die an zwei Stockstützen ging. Es stellte sich heraus, daß beide Frauen in meinem Abteil Liegeplätze reserviert hatten. Also war es wohl nichts mit einer geruhsamen Nacht allein im Abteil.

*Es geschah im D-Zug nach München*

Als ich der kleinen Dame aus dem Mantel half, stöhnte sie auf. Ich sah mit einem Blick, daß sie einen akuten Schub eines Gelenkrheumas hatte. Damit sollte sie eigentlich nicht reisen, dachte ich mir. Der Schaffner betrat das Abteil und bat uns, auf den Gang hinauszugehen, da er die Betten machen wollte. Draußen kamen die beiden Damen ins Gespräch. Ich hörte, daß sie dasselbe Reiseziel hatten: den Heilstollen in Badgastein. »Ja«, erzählte die zierlich gewachsene Dame, »ich fahre zweimal im Jahr dorthin zur Kur, sonst wäre ich längst steif. Dieses Mal hatte ich schon Angst, nicht fahren zu können. Seit zwei Wochen geht es mir wieder viel schlechter; mein rechtes Knie ist auf einmal ganz dick geworden und tut mir bei jedem Schritt entsetzlich weh. Aber was sollte ich machen: Ich hatte die neue Kur schon gebucht. Gott sei Dank half mir das Rote Kreuz wenigstens in den Zug. Ich weiß nur nicht« – meinte sie mit einem Seitenblick zu mir –, »wie das nun in München mit dem Umsteigen wird.« Als ich ihr versicherte, daß ich ihr dabei natürlich helfen würde, war sie sichtlich erleichtert. »Bei mir war das ganz komisch«, fuhr sie dann mit ihrer Krankheitsgeschichte fort, »ich war zeitlebens gesund und immer sportlich. Aber vor sechs Jahren bekam ich eine böse Angina und gleich darauf ging es mit dem Gelenkrheuma heftig los.« Ich sah zum Fenster hinaus, während mein Hirncomputer registrierte: also eine sekundärchronische Polyarthritis. Die Frau

*Erste Diagnose Gelenkrheuma*

*Die Krankheitsgeschichte gibt Aufschluß*

erzählte weiter: »Ich kam ins Krankenhaus, wo mir die Mandeln herausgenommen wurden. Und – ob Sie es glauben oder nicht – danach war mein Rheuma für volle acht Monate verschwunden. Aber leider fing es dann langsam wieder an und wurde trotz aller Medikamente und Kuren wieder schlimmer und schlimmer.« Inzwischen war ich hellwach geworden: Das war doch sehr wahrscheinlich eine störfeldbedingte Polyarthritis, erst von den Mandeln und dann von den Mandelnarben ausgehend! Da müßte man doch mit Procain etwas machen können. In meinem linken Ohr meldete sich warnend mein liebes Weib, und die innere Stimme sagte: »Peter, halte dich da raus! Du bist nur Reisender wie sie und nicht ihr Arzt!« Zu spät, denn mein rechtes Ohr hörte, wie der Arzt aus Leidenschaft in mir bereits laut fragte: »Haben Sie noch nie etwas von der Neuraltherapie nach Huneke gehört? Die könnte doch in Ihrem Falle vielleicht helfen?«

*Der Arzt aus Leidenschaft handelt*

Sie winkte müde ab: »Gelesen und gehört habe ich schon oft davon. Aber die Brüder scheint es nur auf dem Papier zu geben. Ich habe jedenfalls noch keinen Arzt gefunden, der diese Methode richtig beherrscht.« Leider mußte ich ihr innerlich recht geben: Gemessen an der Bedeutung der Huneke-Therapie im Krankheitsgeschehen haben sich – bei der Menge der Kranken, denen man damit helfen könnte – leider immer noch zu wenig Ärzte auf diese Methode so spezialisiert, wie sie es verdiente. Ich nahm mir damals vor, in Zukunft noch mehr bei den Arzt-Kollegen für die Heilmethode der Brüder Huneke zu werben. Dieses Buch ist ein Resultat dieses Gelübdes.

Nun stellte ich mich als Arzt und Präsident der Internationalen medizinischen Gesellschaft für Neuraltherapie vor. Ich sagte, daß ich Huneke-Schüler sei und im Verlauf des Gespräches zur Überzeugung gelangt wäre, daß in ihrem Falle eine Injektion von Procain an die Mandelnarben durchaus erfolgversprechend sein könnte. Unter Umständen ließe sich damit bei ihr ein Sekundenphänomen auslösen. Sie war sofort Feuer und Flamme: »Herr Doktor, wenn Sie wollen, und wenn Sie Ihr Handwerkszeug dabeihaben, lasse ich mich auf der Stelle von Ihnen behandeln!« Jetzt meldete aber die andere Dame, die bisher geschwiegen hatte, Bedenken an: »Das würde ich aber nicht tun, liebe Frau, Sie kennen den Herrn doch gar nicht!« Ich gab beiden meine Visitenkarte und sagte ihnen, sie könnten mich ja verklagen, wenn etwas nicht in Ordnung ginge. Immerhin habe ich nach

*Störstelle Mandelnarben*

*Injektion im fahrenden Zug*

35 Jahren Arztsein so viel Erfahrung, daß ich abschätzen kann, was man wagen kann und was nicht. Nun war auch die Dame mit den Stützstöcken beruhigt. Wir gingen ins Abteil zurück, und ich sah mir erst einmal das Kniegelenk mit dem unförmigen Erguß an. Dann zog ich ein Lokalanästhetikum in die Spritze auf und lehnte die Frau mit dem Rücken an die Leiter, die zum Erreichen der oberen Bett-Etagen dient. Das Licht im Abteil war dürftig, es reichte jedoch für mich aus. Der Zug schwankte. Da wir beide aber im gleichen Rhythmus mitschwankten, gelang die Injektion recht gut. Die beiden kurzen Einstiche in die Mandelnarben merkte sie kaum. Ich packte meine Spritze wieder ein und beobachtete, wie sie gespannt in sich hineinzuhorchen schien. Sie bewegte kritisch ein Gelenk nach dem anderen und sagte dann ungläubig: »Ich kann es noch nicht fassen, aber ich habe im Moment keinerlei Schmerzen mehr!« Ein Huneke-Phänomen? Abwarten, dachte ich, mal sehen wie es weitergeht.

Wir legten uns zu Bett. Ich kletterte nach oben in den ersten Stock. Schräg unter mir lag die Behandelte. Eine Zeitlang sah ich noch zu, wie sie immer wieder kopfschüttelnd Arme und Beine bewegte. Dann schlief ich ein. Am nächsten Morgen, als der Schaffner uns mit dem Ruf geweckt hatte: »Noch eine Stunde bis München!«, hörte ich von unten ihre aufgeregte Stimme: »Herr Doktor, schauen Sie einmal, mein dickes Knie ist über Nacht völlig abgeschwollen und tut überhaupt nicht mehr weh!« Es war so:

*Über Nacht gesund geworden*

Dank Huneke war sie über Nacht gesund geworden.

Nun wollte die andere Frau natürlich auch so schnell (und kostenlos) von ihrem beidseitigen chronischen Hüftleiden erlöst werden. Es hatte nach einer komplizierten Entbindung begonnen. Die dafür erforderliche Injektion in den Unterleib wollte sie sich ungeniert auch im Zug machen lassen. Aber da mußte ich natürlich ablehnen. Nicht auszudenken, wenn da einer vorbeigekommen wäre und das beobachtet hätte. Er hätte das auf alle Fälle mißverstehen und Alarm schlagen müssen. Ich nannte ihr die Adresse einer Neuraltherapeutin in ihrem Wohnort und gab ihr für die Kollegin gleich die entsprechenden Anweisungen mit.

»Meine Polyarthritis« stieg in München vor mir aus dem Zug: mit dem Koffer in der Hand und ohne jede Hilfe! »Soll ich nun überhaupt noch zur Kur nach Badgastein fahren?« fragte sie mich. Ich riet ihr dazu; als Nachbehandlung konnten Bäder und Massagen nicht schaden. Auf der Rückfahrt von der Kur besuchte sie

*Eine Kur zur Nachbehandlung*

mich in Grünwald bei München. Strahlend und mit einem großen Blumenstrauß trat sie in die Praxis. Sie war beweglich und bisher schmerzfrei. Nur das Knie machte sich seit ein paar Tagen wieder bemerkbar. Aber das konnte auch eine Überanstrengung sein: Sie hatte das stundenlange Wandern ausgiebig genossen und dabei etwas übertrieben. Ich spritzte zur Sicherheit noch einmal die Mandelnarben und wollte ihr die Überweisung zu einem Kollegen in ihrem Wohnbereich geben. Aber sie schwor mir, sie wollte immer nur zu mir kommen, wenn die Gelenke einmal wieder schlimm würden. Das war vor fünf Jahren. Seitdem hat sich meine Schlafwagen-Bekanntschaft nicht wieder gemeldet. Ich hoffe, sie ist gesund geblieben.

Von solchen Heilungen liest man immer wieder in der Presse. Es gibt sie – aber leider nicht so häufig, wie wir es uns wünschten. Ich berichte in diesem Ratgeber über Heilerfolge mit der Neuraltherapie. Leider gibt es aber viele Fälle, in denen auch wir nicht helfen können. Einmal finden wir das Störfeld nicht, ein andermal wieder ist das Segment zu sehr blockiert, um auf unsere Injektionen reagieren zu können. So beglückend die Erfolge sind – die Mißerfolge belasten uns fast noch mehr! Wir können uns immer nur bemühen – nach bestem Wissen, Können und Gewissen –, alles zu tun, was mit unseren Mitteln möglich ist. Wunder schaffen auch wir damit keine. Wie heißt es so treffend? »Es ist dafür gesorgt, daß die Bäume nicht in den Himmel wachsen.«

*Erfolge und Mißerfolge*

# Welche Krankheiten kann die Neuraltherapie heilen?

Nicht alle Krankheiten sind über das Segment heilbar oder störfeldbedingt. Der Arzt kann nur in den wenigsten Fällen voraussagen, auf welchen Wegen die Krankheit entstanden ist und wie ihr Weg zurück zur Heilung verlaufen wird. Der Heidelberger Professor *Ludwig Heilmeyer* sagte einmal auf einem Internisten-Kongreß: »Dank der Errungenschaften unserer modernen Medizin sind wir heute in der glücklichen Lage, etwa die Hälfte aller Krankheiten diagnostizieren und davon die Hälfte heilen zu können!« Das bedeutet nur 25% Heilungen, denen weitere 25% lediglich beschreibende Wortdiagnosen und ganze 50% Krankheiten gegenüberstehen, deren Rätsel auch für die Medizin von heute mit ihrem reichen Wissen immer noch unlösbar sind. Der Arzt aus Berufung kann mit diesem mageren Ergebnis nicht zufrieden sein. Er wird immer wieder neue Wege suchen, um seinen Patienten noch besser zu helfen, selbst wenn einige dieser Wege noch nicht wissenschaftlich erklärbar sind und aus diesem Grunde nicht auf den Universitäten gelehrt werden können. Vom Patienten aus gesehen ist der Satz: »Wer heilt, hat recht!« immer richtig.

Die Praxis zeigt, daß sich ein Versuch mit der Neuraltherapie gerade dann lohnt, wenn alle anderen Maßnahmen versagt haben. Den Kritikern dieser Methode kommt schon allein diese Indikationsbreite\* verdächtig vor, die Vielzahl von Krankheiten, bei denen sie erfolgreich sein will. Sie sprechen von »Suggestionserfol-

*50% aller Krankheiten »unheilbar«*

---
\* Indikation = Heilanzeige.

gen«, weil sie keine andere Erklärung für die Heilung fanden als die Einwirkung über das Unterbewußtsein, den Glauben des Kranken. Wie soll ein und dasselbe Medikament so viele verschiedene Krankheiten günstig beeinflussen können? Warum das aber doch so ist, wird dem Leser in späteren Kapiteln noch klar werden. Denn das Wesentliche an unserer Therapie ist *nicht das Medikament, sondern der Ort der Injektion.* Grob gesagt: Wir machen damit nur verklemmte (blockierte) Weichen wieder gangbar. Die Natur selbst vollbringt dann »das Wunder der Heilung«, indem sie den Normalzustand, der Gesundheit heißt, wiederherstellt. Medicus curat, natura sanat – der Arzt behandelt, die Natur heilt!

*Das »Wunder der Heilung«*

Ein Kollege hat das Procain einmal ein »dummes Medikament« genannt, das einen intelligenten Arzt benötigt, der es erst dorthin bringen muß, wo es wirken kann. Da sei doch das Aspirin® viel klüger. Es suche sich selbst den Ort der Schmerzen, gleichgültig, ob es sich um Zahnweh handelt oder einen Gichtanfall in der Großzehe. Der Neuraltherapeut kann auch nicht wie der Akupunkteur nach Atlanten arbeiten, in denen feststehende Punkte mit Beziehungen zu bestimmten Organen und Krankheiten eingetragen sind. Er muß sich diese Punkte in jedem Fall selbst suchen. Er kann noch nicht einmal mit Sicherheit voraussagen, ob ein Fall überhaupt für die Methode geeignet ist und ob die Segmenttherapie wirken wird oder ein Störfeld gesucht werden muß.

Es gibt keine zwei gleichen Menschen; darum kann es unserer Ansicht nach auch keine zwei gleichen Krankheiten geben. Da bringt uns auch die Erfahrung nicht immer weiter. Was hilft es dem Kranken, wenn sein Arzt weiß, daß das Innenohr beispielsweise sehr oft von einem verlagerten Weisheitszahn her gestört und in seinen Funktionen auf dem Nervenweg beeinträchtigt wird, wenn bei ihm gerade eine Narbe an der Fußsohle aus der Kindheit das verantwortliche Störfeld darstellt? Wenn jede Stelle des Körpers zum Ursprung für die Krankheit werden kann, gibt es natürlich eine Vielzahl von Möglichkeiten. Darum erfordert auch die Huneke-Therapie ein ganz besonders intensives und individuelles Eingehen auf den Patienten und seine Vorgeschichte (Anamnese). Nicht jeder Arzt, der Procain spritzt, ist damit automatisch schon Neuraltherapeut. Nicht jeder bringt das Wissen und Können, die Erfahrung und – die Geduld mit, die weitere Grundlagen für den Erfolg sind.

*Der Patient und seine Vorgeschichte*

Wenn alle schulmedizinischen Methoden, die Psychotherapie, die Chirotherapie und alle anderen Heilverfahren versagt haben, bringt eine gekonnte neuraltherapeutische Behandlung vielleicht doch noch den Erfolg: »*Nur die Sache ist verloren, die man aufgibt!*« (Marie von Ebner-Eschenbach). Das Alter des Patienten, die Dauer und Schwere seines Leidens sind nicht ausschlaggebend für einen Behandlungsversuch! Die Wirkung des Procains auf die Selbstheilungskräfte des Organismus überrascht immer wieder selbst den Arzt, der die Methode schon lange erfolgreich anwendet.

*Selbstheilungskräfte des Organismus*

Bei welchen Krankheiten ist die Huneke-Methode aussichtsreich? Ich will einige aufzählen. Die Liste kann natürlich nicht vollständig sein. Und in Grenzfällen muß der erfahrene Arzt entscheiden.

## Erkrankungen im Kopfbereich

Kopfschmerzen fast aller Art stellen eine Domäne für die Huneke-Therapie dar. Sie können als Begleitsymptom vieler Leiden auftreten, aber auch zur selbständigen Krankheit werden und dem Patienten das Leben schwer machen. Besonders gut sprechen *Migräne, Kopfdruck, Trigeminusneuralgien und Kopfschmerzen an*, die Folge von Unfällen mit *Gehirnerschütterung* sind.

*Suche nach den Krankheitsursachen*

Grundsätzlich gilt, daß *vor* allen neuraltherapeutischen Behandlungen versucht werden muß, die Ursache der Beschwerden weitgehend mit den üblichen ärztlichen Methoden wie Röntgen, EKG (Elektrokardiogramm), EEG (Elektroenzephalogramm), Laboruntersuchungen und dergleichen aufzuklären. Sonst könnte ein Behandlungsversuch auch bei Krankheiten gemacht werden, die für unsere Therapie ungeeignet sind. Ein Beispiel aus meiner Praxis mag das näher erläutern:

Ein Bauer brachte mir seine zehnjährige Tochter, die an Kopfschmerzen litt. Die Frage, ob sie schon einem Nervenfacharzt (Neurologen) vorgestellt worden sei, wurde verneint. Ich spritzte dem Kind Procain intravenös und unter die Kopfhaut an den Schläfen und gab eine Überweisung an den Neurologen mit.

Zwei Wochen später kamen beide wieder. Der Vater berichtete dankbar, die Kleine habe fast keine Kopfschmerzen mehr und stolpere nun auch nicht mehr so viel wie vorher. Ich sah mir das

Kind daraufhin näher an und stellte einen Unterschied in der Weite der Pupillen zwischen links und rechts und einige andere Zeichen fest, die darauf hindeuteten, daß hier kein einfacher Kopfschmerz vorliegen konnte. Die Facharzt-Untersuchung, die ich angeordnet hatte, war unterblieben, weil es dem Kind doch schon so viel besser ging. Ich lehnte jede weitere Behandlung ab, bevor die Schmerzen nicht neurologisch abgeklärt worden waren. Der Krankenhausbefund ergab dann auch, daß es sich um einen inoperablen (nicht operierbaren) Hirntumor handelte, an dem das Kind leider bald verstarb. Hätte ich weniger verantwortungsbewußt gehandelt, wären mir berechtigte Vorwürfe gemacht worden.

*Trigeminus-neuralgie*

Die Trigeminusneuralgie ist ein Leiden, das die Betroffenen an den Rand der Verzweiflung bringt. Man versuchte bisher, es mit stark wirkenden Arzneien und komplizierten Operationen anzugehen. Daß die Neuraltherapie mit ihren unschädlichen Injektionen hier mehr Erfolge erzielt, zeigt eine Sammelstatistik von insgesamt 639 Kranken, die von 25 verschiedenen Neuraltherapeuten

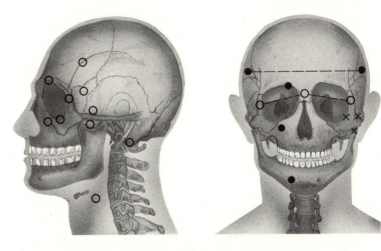

*Häufige Injektionspunkte im Kopfbereich*

Kopfschmerzen, Migräne und Durchblutungsstörungen im Kopfbereich können dem Menschen das Leben unerträglich machen. Diese Krankheiten sind neuraltherapeutisch erfolgreich zu behandeln. Der Arzt kennt besonders wirkungsvolle Punkte, geht aber auch auf die speziellen Hauptschmerzpunkte des Patienten ein, die häufig an Nervenaustrittsstellen zu finden sind.
Die Injektion an den Knochen hinter dem Ohr kann bei akuten und chronischen Ohrenleiden wesentliche Besserung und oft Heilung bringen.

behandelt worden waren: Von den 410 Frauen und 229 Männern waren 121 zum Teil schon mehrfach operiert worden, ohne daß sich etwas geändert hatte. Zwischen 19 und 86 Jahren waren alle Altersstufen vertreten; das Durchschnittsalter betrug 54 Jahre. Die meisten ertrugen ihr Martyrium schon seit langer Zeit, oft 16 Jahre und mehr!

Das Ergebnis spricht bei der trostlosen Ausgangslage für sich.

*Heilerfolge in Zahlen*

Von den 639 Behandelten wurden

| | | |
|---|---|---|
| Geheilt: | 220 | = 34% |
| Wesentlich gebessert: | 235 | = 37% |
| Gebessert: | 88 | = 14% |
| Unbeeinflußt: | 96 | = 15% |

»Geheilt« heißt: Der Patient ist völlig schmerzfrei und hat keine Rückfälle. »Wesentlich gebessert« bedeutet: Der Kranke verspürt noch gelegentlich leichte Schmerzen, die jedoch ohne Medikamente ertragen werden können. »Gebessert« soll besagen: Es treten noch Schmerzanfälle auf, aber nicht mehr so heftig und so häufig wie früher. Der Bedarf an Schmerzmitteln ist deutlich verringert. »Unbeeinflußt« blieben nur 15%. Bei diesen nehmen wir an, daß das auslösende Störfeld nicht gefunden wurde. Bei 42%, genauer in 267 Fällen, fand sich ein Störfeld als Ursache! Davon stellten Narben 25%, Zähne 23%, die Mandeln 22%, die weiblichen Geschlechtsorgane (Genitalien) 11%, andere Organe, wie Ohren und Gallenblase 6%, die Nasen-Nebenhöhlen 4%, die Folgen von Gürtelrosen (Herpes zoster) 4%, die (Hals-)Wirbelsäule ebenfalls 4% und die Vorsteherdrüse (Prostata) 1%. Damit zeigt sich wieder, daß wirklich jede Stelle des Körpers zum Störfeld werden kann.

Man darf deshalb wohl fordern, auch bei der Trigeminusneuralgie vor der Operation eine gekonnte Neuraltherapie zu versuchen. Aus der Statistik geht sogar hervor, daß die Nichtoperierten besser darauf ansprachen, als die vergeblich Voroperierten.

*Folgen von Schädelverletzungen*

Auch *Schwindel* und *Gleichgewichtsstörungen* sowie die *traumatische Epilepsie* als Folge von Schädelverletzungen (nicht mit der erbbedingten Form zu verwechseln!) müssen hier erwähnt werden. Dazu zwei instruktive Fälle:

Ein 41jähriger Angestellter hatte 1963 einen Motorradunfall mit Kiefer- und Schädelbruch, Gehirnquetschung und Kopfplatzwunden. Wegen Erstickungsgefahr mußte ein Luftröhrenschnitt gemacht werden.

Seit der schweren Verletzung hatte er nun schon über ein Jahr lang so starke Gleichgewichtsstörungen, daß er von seiner Frau geführt werden mußte. Bei der ersten Behandlung gab ich ihm Procain intravenös und unter die Kopfschwarte in Schläfenhöhe, dann spritzte ich es in alle Kopf- und die Halsnarben und schließlich noch an den Sternknoten des Halssympathikus (Ganglion stellatum). Mein Patient fühlte sich daraufhin so wohl und beschwerdefrei, daß er seine Frau noch am gleichen Abend zum Tanz führte. Er konnte auch wieder rad- und motorradfahren. Mit einer Reihe von gleichartigen Nachbehandlungen verschwand auch der letzte Rest seiner Gleichgewichtsstörungen für immer.

Ein 33 Jahre alter Arbeiter war vor 11 Jahren auf den Hinterkopf gefallen. Seitdem hatte er unerträgliche Kopfschmerzen und etwa jeden Monat einmal einen großen epileptischen Anfall, der ihn immer für eine Woche arbeitsunfähig machte.

*Epileptische Anfälle*

Er bekam von mir Procain in die Vene und unter die Kopfschwarte, an die Austrittspunkte der Hinterkopfnerven und an die verdickte Hinterhauptschuppe. Schon nach der ersten Behandlung blieben die *Jackson*-Epilepsie-Anfälle (durch Unfall hervorgerufene Form) ganz aus, nur gelegentlich hatte er leichte Zuckungen. Und das, obwohl er die vielen Medikamente abgesetzt hatte, die er elf Jahre lang ohne Erfolg genommen hatte. Ich habe ihn zwei Jahre lang behandelt und dann aus den Augen verloren. Sechs Jahre später kam er noch einmal zu einer Nachuntersuchung und berichtete mir, er habe keinen Tag mehr die Arbeit versäumen müssen und fühle sich seelisch und körperlich wieder wie vor dem Unfall. Nur vor zwei Jahren habe er noch einmal einen leichten Anfall erlitten – das sei jedoch während einer zusätzlichen Sonntagsschicht und bei extrem heißem und gewitterschwülem Wetter passiert.

*Arteriosklerose*

*Arteriosklerose* (Arterienverkalkung) *des Gehirns* und Folgen von *Schlaganfällen* (Apoplexie) behandeln wir ebenfalls. Oft können wir die geistige und körperliche Beweglichkeit der meist älteren Patienten bessern. Allerdings darf man keine Wunder erwarten. Ob und in welchem Maß sich die Lähmungen bessern können, hängt vom Grad der Hirnschädigung ab. Manche Formen von

*Schlafstörungen*

*Kreislaufstörungen,* die nicht seelisch bedingte *Schlaflosigkeit* und die *Gesichtslähmungen* (Fazialisparese) sprechen mitunter auch auf die Neuraltherapie an.

Auch der *Haarausfall* (Alopezie) läßt sich manchmal stoppen. Zwar können wir erbbedingte Glatzen auch nicht heilen, wohl aber

*Haarausfall* beispielsweise Frauen helfen, die uns präzise angeben: »Nach der zweiten Entbindung bin ich sehr nervös geworden, und seitdem fallen mir oft die Haare büschelweise aus.« Diese Aussage macht den Neuraltherapeuten auf eine hormonelle Störung im Bereich der Eierstöcke (Ovarien) und der Schilddrüse (Glandula thyreoidea) aufmerksam, die er mit entsprechenden Injektionen beheben kann. Auch bei Männern gibt es eine Form von Haarausfall, die sich gut über die Schilddrüse behandeln läßt.

**Augenkrankheiten:** Der pathologisch erhöhte Augeninnendruck, den man »*grünen Star*« (Glaukom) nennt, ist unserer Behandlung oft gut zugänglich. Bei der Linsentrübung, dem »*grauen Star*« (Katarakt), können wir nur im Anfangsstadium Erfolge erwarten, wenn es noch gelingt, die Durchblutung des Augapfels zu fördern. Der reife Star gehört in die Hände des operierenden Augenarztes. Gut sind unsere Resultate bei allen entzündlichen Augenerkrankungen wie *Hornhaut-Entzündung* (Keratitis), *Regenbogenhaut-Entzündung* (Iritis), *Entzündung des Sehnervs* (Neuritis optica), *Lederhaut-Entzündung* (Skleritis) und dergleichen.

*Vom »grünen Star« befreit*
Der Neuraltherapeut *Dr. Heinz Piotrowski* erzählte mir folgenden Fall: Eine 58 Jahre alte Frau war von ihm von Kopfschmerzen und Schwindel befreit worden, die sie nach einem Schädelbruch zurückbehalten hatte. Einige Jahre später kam sie mit einem Glaukom beider Augen zu ihm, das bisher erfolglos behandelt worden war. Auf dem rechten Auge war sie schon nahezu erblindet, und mit dem linken sah sie nur noch verschwommen. Lesen und Handarbeiten war unmöglich. Drei Monate lang wurde sie im Abstand von zwei Wochen neuraltherapeutisch behandelt. Dann hatte sich das Sehvermögen beider Augen soweit verbessert, daß sie alles wieder klar erkennen und ohne Beschwerden lesen, sticken und ihren Haushalt versorgen konnte. Ihr Augenarzt stellte fest, daß der Augeninnendruck und auch die übrigen Meßwerte völlig normal waren. Als mein Kollege sie fragte, was der Augenarzt dazu gesagt hätte, meinte sie: »Der hat immer nur vor sich hingemurmelt: ›Komisch, komisch!‹ «

**Ohrenerkrankungen:** Am häufigsten behandeln wir die *akute* und die *chronische Mittelohrentzündung* (Otitis media), Ohrensausen und andere *Ohrgeräusche* sowie die vom Ohr ausgehenden

*Gleichgewichtsstörungen* der Ménière-Krankheit, ebenso *Schwerhörigkeit*.

Einen typischen Fall, den jeder Neuraltherapeut bestätigen kann, schildert Ferdinand Huneke in seinem interessanten Buch »Das Sekundenphänomen«:

»Ein etwa vierjähriger Junge wurde von seiner Mutter, der ich schon im Jahre 1925 die zeitlebens bestehenden Kopfschmerzen geheilt hatte, mit einer Otitis media zu mir gebracht. Unmittelbar nach der Injektion hinter das Ohr sagte das Kind: ›Tut nicht mehr weh.‹ Im Anschluß daran heilte dann die Otitis. Als nach längerer Zeit das gleiche Kind auf der anderen Seite wieder eine Otitis bekam, sagte es: ›Onkel Doktor gehen, Spritze machen.‹ Und wieder half die gleiche Injektion.«

*Ein Kind wird geheilt*

Dieser Fall sollte spritzenscheue, ängstliche Patienten nachdenklich stimmen. Offensichtlich waren doch für den kleinen Jungen die Ohrenschmerzen schlimmer als der heilsame Stich an den knöchernen Warzenfortsatz hinter dem Ohr. Sein Verhalten zeigt es. Vertrauen zum Arzt ist eine sehr wichtige Grundlage für den Erfolg!

**Die Nase und ihre Nebenhöhlen:** Bei der Behandlung des *chronischen Schnupfens* leistet die Neuraltherapie mitunter Erstaunliches. Auch die »Stinknase« *(Ozaena),* Verlust oder Einschränkung des *Geruchsvermögens* sowie chronische *Nebenhöhlen-Entzündungen* und *-eiterungen* sind mit Procain in der Regel gut zu beeinflussen.

*Schnupfen-Allergien*

Ein besonderes Kapitel stellt der *Heuschnupfen* dar, der viele Allergiker plagt. Zur schönsten Jahreszeit, wenn die Gräser blühen, schwillt ihre Nasenschleimhaut an, bis die Nase verstopft ist. Der Kopf tut weh, und die Augen tränen. Normalerweise versucht der Arzt mit antiallergischen Mitteln und Nebennierenhormon-Präparaten (Kortikosteroiden), wie beispielsweise Cortison, Prednison, Volon A®, zu helfen. Letztere unterdrücken die allergisch-entzündlichen Reaktionen, und der Kranke fühlt sich einigermaßen wohl. Aber diese Medikamente haben einen Pferdefuß: Sie zerstören gerade die Blutzellen, die den Hauptanteil an der körpereigenen Abwehr haben, schon in ihren Bildungsstätten. Damit werden alle Mechanismen der unspezifischen Infektabwehr nachhaltig geschwächt. Irgendein im Körper schwelendes entzündliches Geschehen wird chronisch und belastet laufend das vegetative

Grundsystem. Bis zum Entstehen von Herden und Störfeldern ist es dann nur noch ein kleiner Schritt. Jede längere Hormonzufuhr von außen in Form von Medikamenten beeinträchtigt die körpereigene Hormonbildung, bis die lebenswichtigen Hormondrüsen irreversibel* geschädigt sind.

*Blockierung vegetativer Funktionen*

Die Blockierung der vegetativen Grundfunktionen der Zelle führt dazu, daß Patienten, die unter Cortison und anderen Kortikosteroiden stehen, schlecht oder – im Extremfall – gar nicht auf die Procain-Therapie ansprechen. Wir zeigen immer wieder, daß es, auf die Dauer gesehen, schonender und damit besser auch ohne Cortison geht. Unsere gezielten Procain-Injektionen greifen regulierend und nicht hemmend am Vegetativum an, sie können Störfelder beseitigen, das kranke Gewebe besser durchbluten und kräftigen und damit die Reizschwelle erhöhen. Wenn wir beim Kranken den Schwellenwert heraufsetzen, bleiben Reize, die vorher die Krankheit immer wieder ausgelöst haben, unterschwellig. Das heißt in unserem Fall, es kommt nicht mehr zu den überschießenden allergischen Reaktionen an den Schleimhäuten, dem Heuschnupfen. Wir unterdrücken nicht *Symptome,* sondern helfen dem Körper, die *Ursachen* der Symptome abzubauen. Das halten wir für vernünftiger und bio-logischer.

## Erkrankungen im Halsbereich

Mit guten Aussichten auf Erfolg behandeln wir die *chronischen Mandelentzündungen* und den chronischen »*Kloß*« im Hals, ebenso das Druck- und *Fremdkörpergefühl,* das zum ständigen *Räuspern* zwingt. Auch das »*Peitschenschlag-Syndrom*«, Verletzungen der Halswirbelsäule als Folge von Auffahrunfällen, wobei der Kopf erst nach vorn und dann zurückgeschleudert wird, spricht auf unsere Maßnahmen häufig an.

*Störungen der Schilddrüse*

Die Behandlung der *Schilddrüse* ist für uns besonders dankbar. Dieses kleine Organ stellt so etwas wie das »Gaspedal« für alle Körperfunktionen dar. Produziert sie bei der *Unterfunktion* (Hypothyreose) zu wenig Hormon, entsteht eine ganze Reihe von charakteristischen Störungen: Die geistige Regsamkeit läßt nach, der Patient ist ständig *müde* und *depressiv* verstimmt, er leidet an *Ver-*

---

* Nicht rückgängig zu machen.

# Verehrter Leser,

Ihre Meinung ist für unsere Verlagsarbeit wertvoll und interessant. Wir bitten Sie deshalb herzlich, sie uns auf dieser Karte mitzuteilen.

Sie werden von uns dann regelmäßig und kostenlos über Neuerscheinungen informiert. Vielen Dank für Ihre Mitteilung.

**Ihr
Gräfe und Unzer
Verlag**

Diese Karte entnahm ich dem Buch:

_____

Meine Meinung darüber ist:

_____
_____
_____
_____
_____

Antwort / Postkarte

# Gräfe und Unzer Verlag

Postfach 400709
8000 München 40

---

Absender

Name

Vorname

Straße/Hausnummer

Postleitzahl/Wohnort

Ich bestelle in Rechnung/per Nachnahme

Bitte liefern Sie durch meine Buchhandlung:

*stopfung* und nimmt an *Gewicht* zu, die *Haut* wird trocken und das *Haar* wird erst stumpf und fällt dann aus. Das Gegenteil passiert bei der *Schilddrüsen-Überfunktion* (Hyperthyreose).

Bei der Frau besteht eine enge Wechselwirkung zwischen den Hormonen der Schilddrüse und denen der Eierstöcke. Darum können Schilddrüsen-Dysfunktionen (Funktionsstörungen) besonders zu Zeiten stärkerer ovarieller Belastung auftreten, wie beispielsweise während der Pubertät, der Schwangerschaft und zu Beginn der Wechseljahre. Typische Zeichen sind ein gesteigertes Temperament und eine innere Unruhe. Die betroffenen Frauen klagen über *Herzklopfen, Angstzustände, hochgradige Nervosität, Abmagerung* und *Schlaflosigkeit.* Ihre überreizten Nerven finden keine Entspannung mehr, die *Hände* sind immer *feucht,* und bei der geringsten Erregung brechen die Patientinnen in Tränen aus.

Manchmal zeigt schon die Vergrößerung der Schilddrüse, der *Kropf* (Struma), daß etwas nicht in Ordnung ist. Aber das Ausmaß der Funktionsstörungen muß nicht immer mit einer Vergrößerung des Halsumfanges parallel gehen. Auch die klinische Untersuchung der Schilddrüse kann den Arzt fehlleiten. Er bekommt normale Ergebnisse, weil die Befunde in der Ruhe und Geborgenheit einer Klinik erhoben wurden und nicht unter dem Streß des Alltags. Ich habe mir daraufhin angewöhnt, die Befunde nur als Hilfsmittel zu betrachten und die Drüse der Patientin direkt zu testen: Das heißt, ich spritze ihr mit der dünnsten Kanüle eine winzige Menge Procain in beide Schilddrüsenlappen. Schwinden die Symptome, wird sie also ruhiger und ausgeglichener, und stellt gar die Umgebung fest, daß sie wieder umgänglicher geworden ist, ist dies für mich ein Zeichen, daß ich auf dem richtigen Weg bin. Oft muß ich die Behandlung noch mit Injektionen in den Unterleib kombinieren.

*Akute Überfunktion der Schilddrüse*

Wie wirkungsvoll das selbst in Ausnahmesituationen sein kann, zeigt der Fall einer jungen Fabrikarbeiterin. Der Unfallwagen brachte sie zu mir mit der Ankündigung: »akuter Herzanfall«. Die Frau hatte mitansehen müssen, wie ihre Schwester in eine Maschine geriet und sich dabei die ganze Hand abquetschte. Sie selbst hatte die Maschine noch abgestellt und ihre Schwester befreit. Nach deren Abtransport ins Krankenhaus war sie dann zusammengebrochen. In meinem Ordinationszimmer warf sie sich hysterisch schreiend auf der Trage hin und her, rang dabei hörbar nach Luft und hatte beide Hände an den zu eng gewordenen Hals gepreßt. Ich sah, daß ihre Pupillen in den schreckhaft aufgerissenen Augen sehr weit waren. Das pfeifende Geräusch beim Einatmen sagte mir, daß das Atemhindernis außerhalb der Lunge liegen mußte. (Beim Asthmatiker hört man das Ausatmen verstärkt.) Ihr Herz raste, war aber sonst in Ordnung.

Aus der Vorgeschichte der Kranken und aus meinen Beobachtungen folgerte ich, daß ihre Schilddrüse durch den Schock in extreme Überaktivität geraten war und nun zuviel Hormon ausschüttete. Früher hätte ich sofort ein stark wirkendes Beruhigungsmittel gespritzt. Aber ich hatte schon so viele positive Wirkungen von Procain-Injektionen in die Schilddrüse gesehen, daß ich zuerst einmal sehen wollte, ob sie sich auch im Falle einer akuten Überfunktion bewähren würden. Schaden konnte die Spritze nicht, außerdem war sie für den Organismus weniger belastend als ein Betäubungsmittel. Ich spritzte ihr also etwas Procain in beide Schilddrüsenlappen.

Die Reaktion war überraschend für mich: Die Patientin wurde sofort ruhig, sie sah mich an, erkannte mich und fiel mir schluchzend um den Hals. Der Schreck löste sich in einem gewaltigen Tränenstrom. Das war dem Unglück völlig angemessen. Ich ließ ihr Zeit, sich auszusprechen und auszuweinen. Dann konnte ich sie ruhigen Gewissens nach Hause bringen lassen. Ich hatte wieder einmal dazugelernt.

*Procain für nervöse Kühe*

Ein Tierarzt hörte mich einmal in einem Ärztekurs diese Möglichkeiten loben. Er sagte sich: »Da gibt es doch auch so nervöse Kühe, die vor lauter Zappligkeit zu wenig Milch liefern.« Er spritzte einigen dieser Tiere Procain in die Schilddrüse und schrieb über den Erfolg seines Versuchs eine wissenschaftliche Arbeit, aus der ich zitiere: »Auffallend war neben dem Beruhigungseffekt, der vom dritten bis fünften Tag einsetzte, ein deutlicher Anstieg der Milchleistung bei den behandelten gegenüber den unbehandelten, im selben Stall stehenden Kühen. Dieser Effekt hielt mehrere Wochen an, also ebenfalls weit länger als die Wirkung des Lokalanästhetikums.« Selbst der Jodspiegel im Blutserum hatte sich normalisiert. Von »Suggestion« bei Kühen wird wohl keiner unserer Kritiker sprechen wollen.

Sowohl die Über- als auch die Unterfunktion der Schilddrüse können Procain-Injektionen normalisieren.

Der *Kropf* kann sich unter 10 bis 20 Behandlungen so deutlich verkleinern, daß eine vorgesehene Operation entfallen kann.

Spricht er nicht genügend auf die Injektionen an, bleibt der chirurgische Eingriff ja immer noch.

## Erkrankungen im Brustbereich

*Asthma, Bronchitis, Tbc*

Für unsere Therapie eignen sich das *Bronchialasthma* (außer den psychisch bedingten Formen), die *chronische Bronchitis* und das noch nicht zu fortgeschrittene *Lungen-Emphysem* (Blählunge), ebenso die *Staublunge* (Silikose). Bei der *Tuberkulose* kann die Neuraltherapie unterstützend zu den üblichen Maßnahmen angewendet werden.

Erkrankungen des Herzens, wie die *Angina pectoris* bei *Herzkranzgefäß-Verengung* (Koronarinsuffizienz), Zustand nach *Herzinfarkt, Herzmuskelentzündung, Herzbeklemmungen und nervöse Herzbeschwerden* ohne nachweisbare Ursache (Herzneurose), Herzbeschwerden, die nicht auf Digitalis und Strophantin ansprechen, sind dankbare Fälle für das Procain.

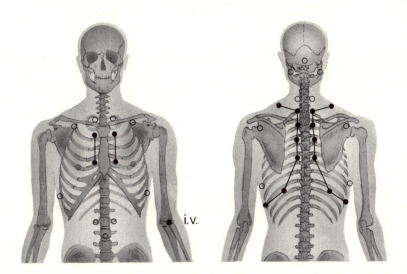

*Injektionspunkte im Brustbereich*

Herzstiche, Brustbeklemmung und nervöse Herzbeschwerden reagieren oft erstaunlich gut auf intravenöse (i. v.) Injektionen von Procain zusammen mit Quaddelinjektionen in die Haut an bestimmte Punkte neben dem Brustbein. Bei Lungenerkrankungen gibt der Neuraltherapeut zusätzlich eine Quaddelreihe am Rücken (siehe Umschlagfoto).

*Der Herzinfarkt des Kammersängers*

Ein lehrreicher Fall aus meiner Praxis sei hier geschildert: Ein bekannter Kammersänger erlitt 1969 während seines Urlaubs an der See einen Herzinfarkt. Er laborierte vorher bereits an einer chronischen Mandelentzündung, hatte jedoch trotz seiner Halsschmerzen im Meer gebadet, einen Strandlauf absolviert, war in der Sauna gewesen und danach noch zum Tennisspielen gegangen – offenbar ein bißchen zuviel Fitness-Training auf einmal.

Die Behandlung auf der Intensivstation einer Klinik rettete ihm das Leben; der beliebte Star war bald wieder auf den Beinen. Obwohl er optimal betreut worden war, blieb aber eine Regulationsschwäche zurück: Zusatzbelastungen wie Höhenwechsel, Temperaturunterschiede und vor allem Föhn konnte sein Vegetativum nicht mehr ausgleichen. Bei der geringsten körperlichen Anstrengung stellte sich ein lästiges Druckgefühl hinter dem Brustbein ein, das einen erneuten Infarkt befürchten ließ.

Aufgrund seiner Vorgeschichte dachte ich zuerst an ein Störfeld an den Mandeln. Deren Testung mit der Procain-Injektion verlief jedoch ebenso ergebnislos wie das Anspritzen eines nervtoten Zahnes. Auch die übliche Segmenttherapie mit einer intravenösen Injektion und Quaddelung beidseitig neben dem Brustbein brachten uns nicht weiter. Da entdeckte ich am linken Kleinfinger eine alte Operationsnarbe, die der Patient als vermeintlich bedeutungslos nicht erwähnt hatte. Die Injektion an diese Stelle löste ein für beide Teile beglückendes klassisches Huneke-Phänomen aus. Der Patient wurde viermal innerhalb eines Jahres an dieser Narbe behandelt. Seitdem besteht völlige Beschwerdefreiheit von seiten des Herzens. Der Kammersänger singt wieder wie vor dem Infarkt. Mich freut es, wenn ich in der Presse lese, daß er Jahr für Jahr auch beim Prominenten-Skirennen den ersten Platz belegt.

# Erkrankungen im Oberbauch

In seinem ersten Buch »Krankheit und Heilung anders gesehen« schrieb Ferdinand Huneke: »Die häufigsten Rückfälle nach der Operation eines unkomplizierten *Magengeschwürs* weisen darauf hin, daß mit der Beseitigung des Symptoms die tiefere Ursache der Erkrankung nicht erfaßt wurde.« Sicherlich wird die Operation

*Das »unblutige Messer des Chirurgen«*

in manchen Fällen, wie beispielsweise bei Magendurchbruch, nicht zu umgehen sein. Sie sollte aber, da es sich um einen endgültigen, nicht mehr rückgängig zu machenden Eingriff handelt, immer erst als letzte Möglichkeit erwogen werden. Der namhafte französische Chirurg *René Lériche* nannte das Procain einmal das »unblutige Messer des Chirurgen«. *Magen- und Zwölffingerdarm-Geschwüre* (Ulcera ventriculi et duodeni) können oft schon allein mit der Segmenttherapie zum Verschwinden gebracht werden. Derartige Geschwüre sind ja letztlich die Reaktion des Organismus auf überstarke physikalische Reize, die das vegetative Nervensystem überlasten und zu Fehlsteuerungen führen. Jeder Mensch hat durch Vererbung oder nach durchgemachten Erkrankungen sein schwaches Organ, das bei jeder Strapaze zuerst erkrankt. Denken wir doch an die elektrische Sicherung in unserem Hausstromnetz, die als schwache Stelle eingebaut ist, damit das Netz bei Überlastung zuerst dort unterbrochen wird. Jede Behandlung, die direkt am Vegetativum angreift, ist aussichtsreicher als eine symptomatische Therapie.

*Leber, Bauchspeicheldrüse, Dickdarm*

Das gilt auch für *Lebererkrankungen* und Unverträglichkeit von Speisen nach *Gelbsucht* (Ikterus/Hepatitis), für entzündliche Erkrankungen der *Bauchspeicheldrüse* (Pankreatitis), die *chronische Verstopfung* (Obstipation) beziehungsweise den *chronischen Durchfall* (Diarrhö) und für die *Dickdarmentzündung* (Kolitis). Wir behandeln auch die als *»Magenneurose«* bezeichneten unklaren Oberbauchbeschwerden, für die kein organischer Befund erhoben werden kann.

Dazu wieder einen interessanten Fall, der zeigt, wie schwer es für den Neuraltherapeuten sein kann, den richtigen Ort für die Injektion zu finden: Eine 43 Jahre alte Bäuerin litt seit 13 Jahren an heftigen Koliken im Oberbauch. Alles Geld, das sie verdiente, brachte sie zu Heilpraktikern und Ärzten, darunter sehr bekannten Professoren. Bei jedem neuen Therapeuten, den sie aufsuchte, wurden erst einmal Röntgenaufnahmen angefertigt und die Magensaftwerte bestimmt. Weil alle die Röntgenaufnahmen und Resultate der anderen diagnostischen Maßnahmen nichts Krankhaftes ergaben, hatte man sich auf »Magenneurose« geeinigt. Seitdem begegnete sie überall nur einem Achselzucken und der wenig beruhigenden Feststellung, das seien bei ihr »nur die Nerven«.

Auch ich war geneigt, an ein seelisch bedingtes Geschehen zu denken, als acht Behandlungen und das Testen aller verdächtigen

*Die Unterleibserkrankung der Bäuerin*

Stellen keinerlei Einfluß auf ihre Beschwerden gezeigt hatten. Die Unterleibsorgane hatte ich ausgelassen; sie hatte nie Verkehr gehabt und auch meine Fragen nach Ausfluß oder durchgemachten Unterleibs-Erkrankungen jedesmal energisch verneint.

Nur, um wirklich alles zu versuchen, gab ich ihr schließlich doch noch eine Injektion in den Unterleib. Zu unserer aller Überraschung verschwanden jetzt auf einmal die so hartnäckigen Beschwerden im Oberbauch. Damit war für mich erwiesen, daß ich die Ursache dafür endlich gefunden hatte.

Ich fragte sie nochmal nach eventuellen Periodenstörungen und allen anderen Möglichkeiten. Jetzt erinnerte sich die Frau, daß sie vor 25 Jahren einen Tag lang im kalten Hochwasser stehen mußte, um die bedrohte Heuernte zu bergen. Danach war die Periode erst ein halbes Jahr ausgeblieben, um dann nur allmählich und sehr schmerzhaft wiederzukommen. Diese Unterkühlung in jungen Jahren hatte also einen Reizzustand in den Organen des kleinen Beckens zurückgelassen, von dem sie nicht das geringste spürte, und der erst viele Jahre später so unangenehme Beschwerden in der Magengrube ausgelöst hatte.

Von einer suggestiven Wirkung nach acht vergeblichen Behandlungen kann keine Rede sein. Hier lag keine Neurose vor, sondern eine störfeldbedingte Krankheit, die nur durch das Ausschalten des Störfeldes an den Unterleibsorganen – und durch sonst nichts – heilbar war.

Ich habe die Frau etwa zehnmal nachbehandeln müssen. Dann blieb sie beschwerdefrei. Das weiß ich daher, weil sie mir noch viele Jahre im Dezember meine Weihnachtsgans brachte.

Dieser Fall demonstriert auch sehr schön, daß bei Neuraltherapie nicht jeder Mißerfolg der Methode anzulasten ist. Wäre die Bäuerin nicht vertrauensvoll so oft wiedergekommen, und hätte ich zu zeitig aufgegeben – wer hätte mir dann so schöne Gänse gebracht?

*Erkrankungen der Gallenblase*

Besonders problematisch sind die häufigen Erkrankungen der *Gallenblase*. Wir wissen aus statistischen Erhebungen, daß drei Viertel aller Menschen in ihrem Leben einmal an einem Gallenleiden erkranken. 80% davon heilen aus oder werden in ein symptomloses Ruhestadium überführt. Im Durchschnitt sind 15% aller Erwachsenen Gallensteinträger, wobei Frauen doppelt so oft erkranken wie Männer. Auffallend ist auch, daß Frauen, die geboren haben, dreimal häufiger betroffen sind als kinderlose. Nicht jeder Gallensteinträger muß zwangsläufig zum Gallensteinleidenden werden. 90 von 100 Steinträgern merken bis an ihr Lebensende überhaupt nichts davon. Aber selbst die Kolik ist kein Beweis für einen Gallenstein, weil 10% der Krämpfe ohne Vorhandensein eines Steines auftreten.

Hört man diese Zahlen, drängt sich doch förmlich die Frage auf: Welcher Faktor muß eigentlich hinzukommen, um einen bisher erscheinungsfreien Steinträger erkranken zu lassen? Die Huneke-Schüler beweisen täglich mit ihren Heilungen auch erfolglos Operierter, daß dieser Faktor fast immer in einem Störfeld zu suchen und zu finden ist! Wenn tatsächlich eines an den Stoffwechselentgleisungen, den Galleabflußstörungen, der Steinbildung, den Entzündungen und Verwachsungen schuld ist, kann auch die Entfernung der Gallenblase nichts nützen.

*Operation gelungen – Beschwerden geblieben*

Die Chirurgen fordern immer wieder die Frühoperation. Sie wollen alle Gallensteine schon in jungen Jahren und zu Beginn der Beschwerden entfernen. Aber sie stoßen mit ihrem Postulat auf wenig Gegenliebe. Von zehn Operierten über 40 Jahre stirbt einer, drei behalten weiter ihre Beschwerden – nun diagnostiziert als »Postcholezystektomie-Syndrom\*«. Das besagt nichts weiter als: Die Gallenblase ist heraus, die Beschwerden sind geblieben. Von den Nachoperationen sind auch nur 2,5% erfolgreich. Die Ursache für diese bescheidenen Ergebnisse sucht man überall – nur nicht im Störfeld.

Dieses finden wir bei den Frauen, die geboren haben und die ja auch die Mehrzahl der Gallenleidenden stellen, sehr häufig im gynäkologischen Raum, also im Nervengeflecht, das die Gebärmutter und die Eierstöcke umspinnt.

Dazu wieder ein Fall, der für viele ähnliche stellvertretend steht:

Bei einer 35jährigen Hausfrau war die Gallenblase zehn Jahre zuvor nach der zweiten Kolik entfernt worden. Es handelte sich also um eine Frühoperation, wie sie die Chirurgen fordern. Sie hatte daraufhin relative Ruhe, mußte aber Diätkost essen. Dann erlitt sie einen Rückfall mit heftigen Koliken und kam zu mir. Die Vorgeschichte (Anamnese): eine Gelbsucht vor 16 Jahren während der ersten Schwangerschaft, fünf Jahre später nach einer Fehlgeburt die erste Gallenkolik, im Jahr darauf Entfernung der steinhalti-

---

\* Mehrere charakteristische Symptome (= Syndrom) nach Entfernung der Gallenblase.

*Heilung einer Schwangeren*

gen Gallenblase. Nun war sie wieder schwanger – und abermals hatten sich Koliken eingestellt. Ein Zusammenhang zwischen dem Genitale und der Erkrankung im Leber-Galle-Bereich war offenkundig. Eine Injektion in den gynäkologischen Raum beseitigte auch prompt im Sekundenphänomen die Gallenbeschwerden mit allen Begleiterscheinungen. Gleichzeitig verschwanden außerdem die Kreuzschmerzen und die zur Nachtzeit auftretenden Schmerzen bzw. das »Kribbeln« in den Armen (Brachialgia parästhetica nocturna). Daraus können wir den Schluß ziehen, daß ein Störfeld mehrere Krankheiten bedingen kann.

Daß auch eine kleine reizlose Narbe zu einem Postcholezystektomie-Syndrom führen kann, zeigt der nächste Fall:

*Eine kleine Narbe mit bösen Wirkungen*

Bei einem 61jährigen Angestellten, der seit Jahren unter kolikartigen Oberbauchbeschwerden litt, wurde die entzündlich veränderte Gallenblase herausoperiert. Noch im Krankenhaus stellten sich neue Koliken ein. Weil »nicht sein kann, was nicht sein darf«, schob man dem Kranken den schwarzen Peter zu und bezeichnete die Krämpfe als seelisch bedingt (psychogen). Die Segmentbehandlung mit Injektionen an den Grenzstrang des Sympathikusnerven und die Störfeldsuche mit Testung der Zähne, Mandeln und der Vorsteherdrüse brachten keinerlei Änderung. Erst die Injektion von wenigen Tropfen Procain an eine etwa linsengroße Geschwürsnarbe am rechten Unterschenkel ergab das kaum mehr erwartete Huneke-Phänomen. Die chronische Verstopfung des Patienten ist mit den Gallenbeschwerden verschwunden. Er kann heute wieder normale Speisen vertragen und braucht keine Medikamente mehr.

Wir werden viele Operationen vermeiden können, doch nicht immer können wir aus dem Gallenleidenden einen symptomlosen Gallensteinträger machen. Nach dem ärztlichen Grundgebot: Nil nocere! (nicht schaden!) sollte aber die konservative Behandlung immer vor der chirurgischen rangieren.

# Erkrankungen im Unterleib

Bei *Frauen* stellen die Unterleibsorgane offensichtlich einen besonders schwachen Punkt ihres Organismus dar. Sonst wäre es nicht zu verstehen, warum man so selten eine Frau über 40 Jahre findet, die noch nicht mit dem Skalpell eines Gynäkologen Bekanntschaft gemacht hat. Die Neuraltherapeuten sind sich einig, daß auf diesem Gebiet zu oft und zu schnell operiert wird. Diese Ansicht schmälert nicht die Verdienste der Frauenärzte, wenn der Eingriff angebracht ist. Wenn z. B. eine Krebsvorstufe am Muttermund rechtzeitig erkannt und sofort chirurgisch behandelt wird, darf man mit Heilungen in fast 100% der Fälle rechnen. Aber nicht alle gynäkologischen Operationen verlaufen so erfolgreich, und nicht selten sind sie überhaupt vermeidbar.

*Heilung von Frauenleiden*

Der Gynäkologe Professor *Hermann Goecke* schätzt, daß rund 40% aller Frauen auf Grund vegetativer Fehlregulationen im Unterleib erkranken. Er heilte in der Universitätsklinik Münster allein mit der Segmenttherapie 60 bis 70% seiner Patientinnen, meist Frauen, die schon längere Zeit erfolglos anderweitig behandelt wurden.

Der Wiener Gynäkologe *H. Typl* berichtete über 1000 Patientinnen, die er jeweils zwischen fünf und 15mal neutraltherapeutisch behandelt hatte: 71% wurden völlig geheilt, und in 28% der Fälle konnte das Befinden wesentlich gebessert werden. Nur 1% der Frauen mußte man operieren. Das sind überzeugende Zahlen.

Geeignet für die Neuraltherapie sind besonders alle *Entzündungen der Gebärmutter, Eierstöcke und Eileiter, Periodenstörungen und -beschwerden, Ausfluß* (Fluor), bestimmte sexuelle Fehlhaltungen wie *Frigidität,* die *Neigung zu Fehlgeburten,* manche Fälle von *Kinderlosigkeit* (Sterilität) und Krankheiten, die nach Entbindungen aufgetreten sind. Auch *Reizblase, Bettnässen* und andere *Blasenstörungen* können gut ansprechen.

Daß der Unterleib auch Fernstörungen unterliegen kann, zeigt der Fall einer jungen Frau, die wegen Ausfluß zu mir kam. Dieser war so ungewöhnlich stark, daß sie täglich etwa fünf Binden verbrauchte. Als alle Injektionen in den gynäkologischen Raum erfolglos blieben, ging ich, wie immer in diesen Fällen, auf Störfeldsuche. Nach einer Spritze in die Mandelnarben (nach Ausschälung der Tonsillen) merkte die Patientin schon auf dem Nachhauseweg eine Besserung. Nach zwei Tagen bat sie mich sogar um eine Salbe, weil sie das Gefühl hatte, nun sei die Scheide zu trocken. Aber bald hatten sich die Verhältnisse von allein normalisiert.

Zur Sterilität fällt mir noch eine Begebenheit ein: Eine Frau, die seit sechs Jahren kinderlos verheiratet war, bekam wegen ihrer Migräne eine Reihe von Injektionen an die als Störfeld entlarvte Gebärmutter (Uterus). Die Migräne verschwand.

Eines Tages erschien die Patientin wieder: »Herr Doktor, jetzt kriege ich auf einmal ein Kind.« Der Unterleib hatte seine Störfeldfunktion verloren, aber gleichzeitig seine physiologischen Möglichkeiten wiedergewonnen.

Beim *Mann* spielt die krankhafte Vergrößerung der *Vorsteherdrüse* (Prostata-Hypertrophie) und deren Entzündung (Prostatitis) eine besondere Rolle. Der Münchner Urologe *Karl-Heinz Heusterberg* prüfte unsere Angaben bei 400 Prostata-Kranken nach, die er nach Hunekes Vorschrift in die Drüse spritzte. Mit einer Serie von Injektionen konnte er 92% der Entzündungen und 80% der Vergrößerungen heilen. Als Nebenbefunde sah er dabei manchmal Impotenz und manche Formen von Nierenerkrankungen mit verschwinden.

*Verjüngung*

Selbst erstaunlich verjüngende Wirkungen habe ich erlebt: Ein Goldschmied erhielt mit 53 Jahren wegen einer Hypertrophie Injektionen in die Prostata. Nach der dritten Behandlung erzählte er mir unaufgefordert, seine Leistungskraft, Schaffensfreude und Potenz seien nun wieder so wie früher. Auch die Beine wären jetzt gut durchblutet, und er brauche kaum mehr beim Laufen stehenzubleiben. Und ob ich es glauben würde oder nicht: Selbst die Sehkraft hätte sich gebessert. Vor wenigen Tagen wollte er nach einer anstrengenden Filigranarbeit die Brille absetzen. Da erst merkte er, daß er vergessen hatte, sie aufzusetzen. Dabei wäre er seit Jahren unfähig gewesen, ohne Brille zu arbeiten. Das klingt vielleicht unglaubwürdig. Ich habe solche Angaben in den vielen Jahren glauben gelernt!

# Nervenerkrankungen

Heilbar durch Neuraltherapie sind *Nervenentzündungen und -schmerzen* aller Art, *Gefühlsstörungen* (Parästhesien) und die meisten *Schmerzzustände* bekannter und unklarer Ursache. Auch bei den *funktionellen Erkrankungen* und »nervösen« Organleiden kann der Neuraltherapeut helfen. Bei *Gemütsveränderungen,* die unmittelbar nach einer Operation oder Organerkrankung auftreten, kann der Versuch einer Zusammenhangs-Diagnostik gerechtfertigt sein.

*Hilfe für Ischias-Kranke*

Bei *Ischias* und beim *Hexenschuß* (Lumbago) kann eine frühzeitig einsetzende Procain-Behandlung dem Erkrankten viele Schmerzen ersparen. An Ischias leiden auffallend viele Patienten, die den Neuraltherapeuten oft von weit entfernten Orten her aufsuchen. Wir werten das als Beweis dafür, daß die übliche konservative Behandlung mit Tabletten, Bettruhe, Einreibungen, Bestrahlungen, Massagen und Bädern nur allzu häufig unzureichend ist.

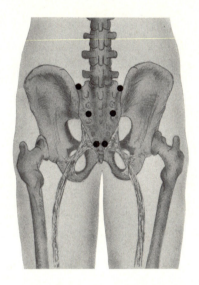

Beim Hexenschuß (Lumbago) genügen oft wenige gutsitzende Quaddeln über dem Kreuzbeinbereich, um die Schmerzen wesentlich zu lindern. Auf dem Bild ist auch der Verlauf der Ischiasnerven eingezeichnet, dessen Neuralgien gut auf die Procainbehandlung ansprechen.

Beim Hexenschuß verkrampft sich die rheumatische Muskulatur schmerzhaft; dadurch wird sie schlechter durchblutet. Je mehr Stoffwechselschlacken sich dann im Gewebe ansammeln, desto mehr schmerzt es natürlich. Schließlich läßt der Muskelzug die Wirbel verkanten, die dann auf die Wurzeln des Ischiasnervs drücken. Und die Muskelreizung bewirkt noch größere Schmerzen, die dann dem Lauf des Nervs folgend, ins Bein ausstrahlen – der Teufelskreis ist geschlossen. Wir durchbrechen ihn mit unserem lokalen Betäubungsmittel am Ort des Schmerzes, lösen damit die Verkrampfung und ermöglichen wieder eine gute Durchblutung. Meist gehen wir den Schmerz direkt am Kreuz und am Ischiasnerv und seinen Verzweigungen an. Wenn aber ein Störfeld zugrundeliegt, kann sich die richtige Stelle ganz woanders befinden:

Eine junge Frau wird von zwei Männern in meine Praxis getragen. Sie ist völlig entnervt, unfrisiert, weint, von den betäubenden Mitteln ganz benommen, und schreit bei jeder unachtsamen Bewegung ihrer Träger laut auf. Ein Bild des Jammers! Sie leidet seit Wochen an Ischias und lebt nach ihren eigenen Angaben »nur noch von Tabletten«. Mir fällt an ihrer Stirn eine tiefe Narbe auf, die von einem Radunfall stammt. Dort hinein gebe ich ihr eine Injektion, und noch während ich dem Ehemann erkläre, warum ich nicht gleich an den kranken Ischiasnerv spritze, sondern an den Kopf, höre ich hinter mir klappernde Geräusche und meine Patientin jubeln: »Es geht wieder!«

*»Es geht wieder!«*

Sie war Tänzerin und steppte, um die für sie unfaßbare plötzliche Schmerzfreiheit auszuprobieren. Ich konnte mir weitere Erklärungen sparen. Ein solches Erlebnis überzeugt alle Beteiligten mehr, als es Worte tun könnten! Die Frau kam noch zweimal zur Nachbehandlung, als die Schmerzen leise wieder auftauchten – hübsch zurechtgemacht, lachend und dankbar.

Ich bin gern Arzt, seit ich die Methode meiner Freunde anwende.

# Erkrankungen der Wirbelsäule, Gelenke und Muskeln

Hier seien als aussichtsreich genannt: alle Alters- und Abnutzungserkrankungen der Gelenke, die der Arzt als *Arthrose* (Arthrosis deformans) bezeichnet (wie Arthrose der Hüft- und Kniegelenke: Koxarthrose oder Gonarthrose), das *Schulter-Arm-Syndrom* (Zervikalsyndrom), *Spondylose, Osteochondrose, Bandscheibenschäden, Kreuz-* und *Steißbeinschmerzen*. Bei frischen und alten *Meniskus-* und *Sehnenverletzungen, Bänderzerrungen* und *Knochenhauterkrankungen* durch Überanstrengung wie beim

»*Tennisellenbogen*« (Epicondylitis radialis) hilft das Procain so überzeugend, daß es heute zum Handwerkszeug aller Sportärzte gehört. Das so häufige *Gelenk- und Muskelrheuma* muß erwähnt werden, die *Amputations-Stumpfschmerzen* (Phantomschmerz), die *Gefäßkrämpfe* und organischen *Durchblutungsstörungen* in Armen und Beinen (»Raucherbein«) und die *Lymphabfluß-Stauungen* zum Beispiel nach Brustamputationen.

*Heilerfolg bei Sudeck-Dystrophie*

Beste Erfolge haben wir bei einer schweren Erkrankung, die als Verletzungsfolge auftritt und als *Sudeck-Dystrophie* bezeichnet wird. Die Heilung eines fortgeschrittenen Falles aus meiner Praxis soll hier kurz geschildert werden:

Eine 60 Jahre alte Hausfrau aus München hatte sich 1969 im Urlaub in Südtirol ein Ellenbogengelenk gebrochen. Als sie 14 Wochen später zu mir kam, lag der Arm immer noch in Gips. Sie klagte über starke Schmerzen in Schulter und Arm; durch die lange Ruhigstellung war die Schultermuskulatur weitgehend geschwunden. Die aus dem Gips herausragenden Finger waren kalt, angeschwollen und schmerzten bei der geringsten Bewegung. Man hatte der Patientin gesagt, das wäre beim »Sudeck« nun mal nicht anders. Sie müsse mit der Krankheit leben lernen und sich damit abfinden, daß Schulter, Arm und Hand restlos versteifen würden. So habe sie wenigstens »ein körpereigenes Tablett vor dem Leib«.

Als erstes nahm ich den Gips ab. Dann wurden in 15 Sitzungen Schritt für Schritt alle empfindlichen Punkte an den Knochen, Gelenken und Sehnenansätzen mit Procain schmerzfrei gemacht. Dazu gab ich Injektionen in das Schultergelenk, an den Bruchspalt und an das Ganglion stellatum, um die entgleiste vegetative Regulation wieder anzuregen, die für die Durchblutung, Ernährung, Kalkeinlagerung usw. verantwortlich ist. Die Patientin unterstützte meine Bemühungen vorbildlich, machte Bewegungsübungen und nahm Bäder. Es lohnte sich: Alle Gelenke wurden wieder völlig schmerzfrei, beweglich und gut durchblutet.

# Hauterkrankungen

Es gibt eine Reihe von chronischen, nicht erbbedingten Hautkrankheiten, wie das *Ekzem* (nicht ansteckende juckende Entzündung), die *Sklerodermie* (krankhafte Quellung des Bindegewebes) und weitere *Kollagenosen\**, die durch ein Störfeld ausgelöst sind. Andere Hautleiden wiederum sind der örtlich angewandten Segmenttherapie zugänglich, wie zum Beispiel die *Neurodermitis* (Juckflechte auf der Basis nervaler Störungen). Gern behandeln wir *Narbenschmerzen,* dicke *Keloidnarben (*Wulstnarben) und *Hautentzündungen* aller Art und Lokalisation, auch *After-* und *Scheidenjuckreiz,* Hämorrhoiden\*\*, *Furunkel, Thrombosen* (Gefäßverschluß durch Blutgerinnsel), die *Gürtelrose* (Herpes zoster) mit ihren oft so schmerzhaften Folgen, alle *schlecht heilenden Wunden* wie offene Beine (Ulcus cruris) und *Warzen* (Verrucae).

 Eine Mutter brachte mir ihre zehnjährige Tochter mit den Worten: »Die Kleine ist praktisch mit einem Ekzem am ganzen Körper geboren worden, und wenn sie kein Ekzem hat, leidet sie dafür an schwerem Asthma.« Der Arzt kennt diese »allergische Disposition« und fürchtet sie. Hier ergab die Anamnese, daß bei dem Kind der Nabel, die erste Narbe des Menschen, lange genäßt hatte und daß ihm frühzeitig die Mandeln entfernt worden waren. Das hatte jedoch nur vorübergehend geholfen.

*Die Allergische Disposition*

 Ich spritzte den Nabel und die beiden Gaumen-Narben. Aber es gab kein vollständiges Huneke-Phänomen. Die beiden Krankheiten waren zwar gebessert, aber nicht 100%ig geheilt, wie es das Phänomen für mindestens 20 Stunden fordert. Auf Befragen erfuhr ich, daß mit den Gaumen-Mandeln auch die Rachen-Mandel entfernt worden war. Erst die Injektion an alle Mandel-Narben brachte mit vier Nachbehandlungen die ersehnte Heilung, die nun schon über zehn Jahre anhält. Leider gelingt es nicht immer so schnell und elegant, ein ganzes Lebensschicksal zu ändern.

---

\* Bezeichnung für verschiedene, mit krankhaften Veränderungen des kollagenhaltigen (stark quellende Eiweißkörper enthaltenden) Gewebes einhergehende Erkrankungen, beispielsweise Rheumatismus.
\*\* Krampfaderähnliche knotenförmige Erweiterungen des Venengeflechts im unteren Mastdarm und am After.

# Allgemeinerkrankungen

Außer den bereits erwähnten *Allergien* möchte ich hier noch einige andere Krankheitsbilder nennen wie die *»vegetative Dystonie«*\*, das krankhaft vorzeitige *Altern*, *Alters- und Abnützungserkrankungen*, den auffallenden *Leistungsknick* nach Krankheiten und Operationen, alle *postoperativen*\*\* *Veränderungen*, auch *Wesensveränderungen*. Die weite Palette von Symptomen, die als Folge eines nicht mehr störungsfrei arbeitenden *hormonellen Systems* auftreten und schließlich die vegetativ bedingte *Wetterfühligkeit* und *Föhnkrankheit* gehören auch zu diesem Kapitel.

Dies sei nur ein Überblick; es gibt so viele Beschwerden, die sich gar nicht in die Zwangsjacke einer Diagnose stecken lassen. Uns ist primär wichtig, daß wir die Krankheiten und Störungen aussondern, die sich nicht für unsere Behandlung eignen. Danach quält uns weniger, was für einen Namen wir der Krankheit geben sollen als die Frage, auf welchem Weg sie entstanden ist. Wir wollen ja den Weg zurück bis zur eigentlichen Ursache verfolgen und diese dann, soweit es uns möglich ist, beseitigen. Nur so können wir der Mutter Natur helfen, normale Verhältnisse wiederherzustellen.

*Normale Verhältnisse wiederherstellen*

---

\* Sammelbegriff für verschiedene, nicht organisch bedingte (!) Beschwerden wie Herzklopfen, Beklemmungen, Unruhe, Schlafstörungen, Schwindelgefühl, Kopfschmerzen und sonstige Symptome einer Kreislauflabilität.
\*\* Nach einer Operation auftretend.

# Bei welchen Krankheiten kann die Neuraltherapie nicht helfen?

Wir Neuraltherapeuten kennen unsere Zuständigkeit, aber ebenso auch unsere Grenzen. Im Lauf der vielen Jahre kristallisierten sich eine Reihe von Krankheiten heraus, bei denen die Neuraltherapie nicht, oder besser gesagt, nicht wesentlich helfen kann.

● Die Brüder Huneke lehrten, daß nach einem Sekundenphänomen alle Schmerzen und Funktionseinbußen nur soweit verschwinden können, wie es anatomisch noch möglich ist. Es gibt *narbig verheilte Endzustände,* bei denen schon soviel wichtiges Gewebe zerstört ist, daß die völlige Wiederherstellung der Funktion ein echtes Wunder wäre. Das gilt beispielsweise für die fortgeschrittene *Leberzirrhose* (die narbige Schrumpfung der Leber) und die *Schrumpfniere* im Endzustand.

*Narbig verheilte Endzustände*

Beim *Parkinsonismus,* der *Schüttellähmung* nach Gehirnentzündung, ist Gehirnsubstanz verlorengegangen, die das Procain nicht ersetzen kann. Bestenfalls ist ein Abgleiten in einen fortschreitenden Verfall zu bremsen. Die *Multiple Sklerose,* eine organische Nervenerkrankung, spricht leider nur selten auf die Behandlung an. Liegt der Muskelschwund nach einer *Kinderlähmung* (Poliomyelitis) jahrelang zurück und ist abgeschlossen, ist ein Wiedererwecken der abgestorbenen Muskelzellen kaum mehr möglich. *Halbseitenlähmungen* nach *Schlaganfällen* können in allen schwereren Fällen nicht mehr restlos geheilt werden. Höchstens läßt sich die körperliche und geistige Beweglichkeit durch eine verbesserte Hirndurchblutung anregen. Das ist um so wahrscheinlicher, je eher die Behandlung einsetzt. Was tot ist, bleibt tot. Nur

*Was tot ist, bleibt tot*

geschädigte, aber noch regenerierungsfähige Zellen können gerettet werden. Das gleiche gilt auch für die *Querschnittslähmungen*. Im Zweifelsfall muß der erfahrene Neuraltherapeut, der auch alle schwierigen Injektionstechniken beherrscht, entscheiden, ob ein Behandlungsversuch sinnvoll ist. Für den Kranken ist es wichtig zu wissen, daß die Neuraltherapie sein Leiden nie verschlimmern kann, daß die Methode absolut ungefährlich ist, wenn auch nicht schmerzlos. Der Kranke nimmt das jedoch gern in Kauf.

● Sinngemäß gilt das auch für *fortgeschrittene Infektionskrankheiten,* wie zum Beispiel die *Tuberkulose* im Endstadium. Die Forschungsergebnisse der letzten Jahre zeigen, daß die vorwiegend einseitig auftretende Lungentuberkulose häufig störfeldbedingt ist. Also wäre die Therapie mit Procain im Anfangszustand (neben den anderen erfolgreichen Maßnahmen) immer empfehlenswert. Schmerzen und Atemnot lassen sich immer bessern, wenn man die Technik beherrscht.

● Bei echten *Erbkrankheiten* kann der Schaden im Gen-Chromosomen-Gefüge nicht mehr beseitigt werden. So wäre es sinnlos, zum Beispiel eine *erbbedingte Taubheit oder Blindheit* neuraltherapeutisch angehen zu wollen. Die ererbte Epilepsie kann manchmal durch Ausschalten peripherer* epileptogener Zonen gemildert, aber nicht geheilt werden. Dagegen sind die Aussichten bei der nach Kopfverletzungen auftretenden erworbenen Form der Fallsucht als ausgesprochen gut zu bezeichnen.

*Heilmöglichkeit bei Diabetes*

● *Mangelkrankheiten:* Wenn dem Körper ein »Baustein«, beispielsweise ein Vitamin fehlt, muß dieser von außen zugeführt werden. Liegt ein Hormonmangel vor, ist zu klären, ob es nicht genügt, die Tätigkeit der inneren Drüsen anzuregen. So gibt es Fälle von *Zuckerkrankheit* (Diabetes mellitus), bei denen zwar die Drüse intakt, aber die vegetative »Telefonleitung« zum Abrufen des Insulins gestört ist. Diese können wir »reparieren«. Sind die hormonbildenden Inselzellen jedoch zerstört, muß das Hormon von außen zugeführt werden. Wir sind dafür, daß vor jeder langfristigen Hormongabe geprüft wird, ob sich nicht die körpereigenen Drüsen anregen und reaktivieren lassen. Wir wissen, daß auch hier Störfelder hemmend wirken können. Jede längere Hormon-

---

* In den Extremitäten (Armen, Beinen) liegend, also außen, nicht zentral wie beispielsweise im Kopf.

zufuhr von außen stört eventuell einmal das fein abgewogene Zusammenspiel der verschiedenen Hormondrüsen, was auch andere Bereiche negativ beeinflussen kann. Zum anderen macht sie den Organismus von Medikamenten abhängig. Seine inneren Drüsen stellen die Hormon-Eigenproduktion, die überflüssig geworden ist, ein und verkümmern.

● *Geisteskrankheiten: Schizophrenie* (»Spaltungsirresein«), *manisch-depressives\* Irresein* und *Hysterie* gehören in die Hand eines Nervenfacharztes.

● *Seelisch bedingte Krankheiten:* Jedes körperliche (somatische) Leiden beeinflußt die Seele. Jede seelische (psychische) Krankheit zeigt Begleiterscheinungen in körperlichen Bereichen. Es ist für den Arzt nicht immer leicht herauszufinden, in welchem Verhältnis psychische und physische Komponenten das dargebotene Krankheitsbild bestimmen. Wenn überstarke Gemütsbewegungen wie Schreck, Angst, Sorgen oder Schuldgefühle den Patienten aus dem seelischen Gleichgewicht gebracht haben, könnte man von einem »seelischen Störfeld« sprechen. Es ist Aufgabe des Seelenarztes (Psychotherapeuten), die Ursache aufzudecken und sie mit dem heilenden Gespräch in großer Geduld abzubauen.

● *Die Krebskrankheiten:* Der einmal ausgebrochene Krebs ist zweifellos nicht mehr mit Procain heilbar. Lediglich die Schmerzen kann man bekämpfen und auf diese Weise Betäubungsmittel einsparen.

*Störfelder als Krebsursache*

Aber wir haben uns Gedanken gemacht, wie Krebs entstehen könnte: Jede chronische Krankheit kann durch ein Störfeld ausgelöst werden – warum sollte ein Krebs dann eine Ausnahme machen? Die Krebsbehandlung von heute ist im allgemeinen erstarrt in Operation, Bestrahlung und Chemotherapie\*\*. Sie blickt nur noch auf die Krebszelle und vergißt, daß eine Geschwulst Folge einer Allgemeinerkrankung ist. Durch alle Maßnahmen wird die geschwächte körpereigene Abwehr nur noch mehr blockiert. Man versucht kaum, dem Körper selbst bei seinem Abwehrkampf zu helfen und seine Kraft zu steigern. Der erste Schritt einer sinnvollen Mehrschritt-Krebstherapie sollte darin bestehen, die Ursa-

---
\* Phasen krankhafter Heiterkeit und Erregtheit wechseln ab mit Phasen depressiver Verstimmung.
\*\* Behandlung mit aus chemischen Substanzen hergestellten Mitteln.

chen der zugrundeliegenden Regulationsstarre aufzudecken und zu beseitigen. Bisher scheint die krebsbahnende Wirkung der Störfelder viel zu wenig berücksichtigt worden zu sein. Alle bekannten krebsauslösenden Faktoren bewirken dasselbe wie ein Störfeld: Sie behindern die Zellatmung und damit die Energiebildung. Das Potential der Zelle sinkt allmählich von 90 auf 10 Millivolt. Damit ist das Milieu geschaffen, in dem die Krebszelle gedeiht. Für uns ist die Krebsbildung Folge einer Blockade im vegetativen Grundsystem, die zu einer Dauerentladung (Depolarisation) der Zellmembranen mit allen Konsequenzen führt, bei entsprechender Disposition – zum Krebs. Wenn man das Übel an der Wurzel packen will, muß man die depolarisierte Zelle mit Procain wieder aufladen und damit die Regulationsfähigkeit und körpereigene Abwehr wiederherstellen. Für mich besteht die beste Krebsvorbeugung darin, Störfelder (wie nervtote Zähne) beizeiten zu entfernen.

# Der Nächste, bitte!

Über vierzigmal hieß es heute schon: »Der Nächste, bitte!« Jeder tut so, als sei er am schlimmsten dran. »Denn wo's grad weh tut, tut's am wehsten«, sagt Wilhelm Busch. Über vierzigmal Jammern, Verständnis, Mitleid und Hilfe heischend. Jeder auf seine Art. Langsam zermürbt das.

*Die Geschichte einer ungewöhnlichen Frau*

»Der Nächste, bitte!« Es kommt eine etwa sechzigjährige Frau herein, das graue Haar in der Mitte gescheitelt, hinten zu einem Nackenknoten gefaßt. Sie sieht mich offen aus hellblauen Augen an und erzählt: »Herr Doktor, ich bin fast blind. In wenigen Wochen werde ich ganz blind sein. Ich leide an einem inoperablen Hirntumor und weiß, daß ich nur noch ein halbes Jahr zu leben habe. Und da möchte ich doch jeden Tag und jede Stunde, die mir noch bleiben, genießen und für meine Familie da sein. Aber daran hindern mich die schier unerträglichen Kopfschmerzen, an denen ich leide. Können Sie nicht versuchen, mir das ständige Bohren und Klopfen in meinem Schädel zu nehmen? Ich bin 250 Kilometer weit gefahren, weil ich hörte, Sie können Kopfschmerzen heilen.«

Was für ein Schicksal, mit dem Wissen um das Blindwerden und den nahen Tod leben zu müssen. Sie sagte das alles lächelnd und wie selbstverständlich. Ein ungewöhnlicher Fall und eine ungewöhnliche Frau. Ich bezweifelte, daß die Segmentbehandlung bei ihren Hirndruckerscheinungen durch die Krebsgeschwulst noch etwas ausrichten könnte. Aber da man die Reaktion im vorhinein nicht kennt, versuchte ich es. Sie bekam neben der üblichen Kopfschmerzbehandlung intravenös und unter die Kopfschwarte noch Procain hinter beide Augäpfel. Zwei kleine Ampullen gegen eine Million revoltierender Krebszellen. Während der ganzen Behandlung wich das Lächeln nicht aus dem Gesicht der Kranken.

Als ich sie verabschieden wollte, bat sie mich, mein Gesicht mit ihren Fingern abtasten zu dürfen. Sie wollte den verbliebenen Rest Sehkraft auf die Fingerspitzen übertragen und ihren Tastsinn üben. Dann legte sie beide Hände auf meine Schultern und wünschte mir viel Kraft für meine Arbeit. Ich fragte: »*Sie* wünschen *mir* Kraft? Woher nehmen Sie die Kraft, Ihr Schicksal so zu ertragen?« Sie lächelte weiter: »Herr Doktor, ich bin Pastorenfrau. Wenn ich den Leuten nicht vorleben würde, was mein Mann jeden Sonntag von der Kanzel predigt – wer sollte dann noch glauben?«

*Vom Kopfschmerz befreit*

Vier Monate später wurde sie in mein Sprechzimmer hereingeführt. Sie war inzwischen völlig blind geworden. Aber sie sah mich immer noch so an, als sähe sie mich völlig klar, und auch ihr Lächeln war geblieben. »Herr Doktor, ich möchte Ihnen danken für die Monate ohne Kopfschmerzen, die Sie mir mit Ihrer Kunst und Gottes Hilfe geschenkt haben. Es waren wunderbare Tage und Wochen. Aber jetzt ist der Schmerz wieder da. Bitte geben Sie mir meine Spritzen noch einmal. Ich glaube, wir werden uns dann nicht mehr wiedersehen.«

Wenige Wochen später hörte ich von Patienten, die sie an mich verwiesen hatte, daß sie plötzlich verstorben sei – ohne Kopfschmerzen. An dem schicksalhaften Verlauf ihres Leidens hatte ich nichts mehr ändern können. Aber ich hatte ihr das Stückchen Leben, das ihr noch vergönnt war, lebenswerter gemacht.

*Mißerfolge gibt es immer wieder*

So ein unerwarteter Erfolg wiegt viele Versager auf, die es leider auch bei einem Neuraltherapeuten immer wieder gibt und die jeden echten Arzt psychisch belasten. Diese Frau hat mich aber auch gelehrt, wie wichtig und oft entscheidend die Einstellung des Kranken zu seinem Leben und Leiden sein kann. Ich denke oft an sie. In ihrer Gegend spricht man noch heute, zehn Jahre nach ihrem Tode, von ihr wie von einer Heiligen. Weil sie ihr schweres

Los mit soviel Würde ertrug und dabei noch die Energie aufbrachte, andere zu trösten und aufzurichten.

    Wenn mir das viele Leid, das ich sehe, und die viele Arbeit manchmal unerträglich werden, dann schaue ich die Blumen an, die immer auf meinem Schreibtisch stehen und sage zu mir: *Du* kannst die Blumen noch sehen, *Dir* geht es gut. Sei dankbar dafür und arbeite weiter! – Dann lächelt mir die Pastorenfrau zu, und ich höre Ihren Abschiedsgruß: »Viel Kraft für Ihre Arbeit, Herr Doktor!« – Ein tiefer Atemzug. »Der Nächste, bitte!«

# Neuraltherapie in Theorie und Praxis

## Wie entsteht ein Störfeld?

Unser Körper besteht aus 40 Trillionen Zellen, die, wie wir alle wissen, zum Teil völlig unterschiedliche Aufgaben zu erfüllen haben. Das Neurovegetativum hat als Träger der Gesamtinformation die Aufgabe, die Funktionen aller Zellen so aufeinander abzustimmen, daß jede von ihnen dem Ganzen dient. Sein weitverzweigtes Leitungsnetz aus feinsten Nervenfasern (Fibrillen) verbindet alle Teile untereinander. Würde man diese Fädchen aneinanderreihen, käme eine Länge heraus, die dem zwölffachen Erdumfang entspräche. Noch weniger können wir uns den lebhaften Nachrichtenverkehr in diesem Netz vorstellen, der Tag und Nacht erforderlich ist, um das Leben zu ermöglichen und zu erhalten. Um so wunderbarer ist es, daß normalerweise alles so reibungslos funktioniert. Solange alles klappt, kümmert uns dies selbstverständlich wenig. *Das Nachrichtensystem im Menschen* Das Nachrichtensystem in einem Menschen arbeitet so gut, daß buchstäblich jede Zelle in jedem Augenblick von jeder anderen weiß, was sie gerade tut. Wenn ein mangelhaft geöltes Uhrrädchen schleift, wirkt sich das negativ auf den gesamten Mechanismus aus. Die Uhr geht zunächst nach. Wird die Hemmung noch größer, bleibt das Rädchen schließlich stehen, und die ganze Uhr ist nicht mehr funktionstüchtig.

Im Bereich des Lebendigen sind alle Vorgänge so abgesichert, daß der Ausfall eines »Regelkreises« einige Zeit durch die Mehrarbeit benachbarter Systeme ausgeglichen wird. So können von außen und innen kommende schädliche Reize von einem gut funktionierenden Vegetativum in andere Bahnen umgeleitet werden.

Die Kybernetik\* hat die Vorgänge bei der Neuraltherapie besser verständlich gemacht. Die naturwissenschaftliche Medizin von heute basiert auf den Grundlagen des mechanistischen Denkens und hat sich die direkte Aufklärung von Ursache und Wirkung (lineare Kausalität) zur Aufgabe gestellt. Heute weiß man, daß es im Lebendigen daneben noch die Wechselwirkungs-Kausalität gibt, das heißt, Ursache und Wirkung können nicht mehr voneinander getrennt werden, weil das eine das andere bedingt. Die Neuraltherapie ist eine kybernetische Methode, die in die Wechselbeziehungen direkt eingreifen und blockierte Regelkreise wieder mobilisieren kann. Darum waren die Entdecker der Methode ihrer Zeit auch weit voraus. Es gab keine wissenschaftlichen Erklärungen, folglich fanden sie nicht das nötige Verständnis.

*Blockierte Regelkreise wieder mobilisieren*

Das Leben ist nicht nur an Materie gebunden, sondern auch an Energie. Die Zelle braucht zum Bewältigen ihrer Aufgaben eine gewisse Menge Energie, so wie der Motor seinen Treibstoff. Diese gewinnt sie selbst aus der Zellatmung (Sauerstoff-Stoffwechsel). Man weiß, daß die Körperzelle eine winzige Kalium-Batterie mit einem meßbaren Potential von 90 Millivolt darstellt. Auf jeden Reiz, der die Zelle trifft, fällt dieses Potential schlagartig in sich zusammen. Man nennt das Depolarisation. Normalerweise baut die Zelle das Potential sofort wieder auf. Diesen Vorgang bezeichnet man als Repolarisation. Unter ungünstigen Bedingungen jedoch, nach überstarken oder zu vielen chemischen, physikalischen oder mechanischen Reizen (Verletzungen), gelingt es der Zelle und dem benachbarten Zellverband nicht immer, sich aus eigener Kraft wiederaufzuladen. Die Zellen der dauerdepolarisierten Zone sind dann krank und anfällig für Viren und Bakterien. Sie unterstehen nicht mehr voll der Gesamtinformation und können ihre Funktionen nur mangelhaft ausüben. Leider verhalten sie sich aber nicht still, sondern senden rhythmische Entladungen in Form von Störimpulsen aus, die den lebhaften Nachrichtenverkehr nur irritieren, weil sie falsche Informationen übermitteln. Ein Störfeld hat sich gebildet.

*Depolarisierte Zellen*

Ererbt schwache oder durch frühere Krankheiten geschwächte Organe haben eine geringe Trennschärfe. Sie empfangen die Stör-

---

\* Wissenschaftszweig, der die biologischen und technischen Regelungs- und Steuerungsvorgänge und deren Gesetzmäßigkeiten erforscht und sich mit deren praktischer Anwendbarkeit befaßt.

impulse mit und verarbeiten sie so, daß Durchblutungs- und andere Regulationsstörungen und letzten Endes Krankheiten entstehen. Jeder Mensch hat sein ererbt oder erworben schwaches Organ, das bei aktiver Störfeldtätigkeit zuerst erkranken wird.

Damit ist auch die Frage beantwortet, warum ein und dasselbe Störfeld, beispielsweise eine Blinddarmnarbe, bei dem einen Schwerhörigkeit, dem zweiten ein Ekzem und dem dritten eine Ischias oder irgendeine andere Erkrankung auslöst. Jede chronische Krankheit kann störfeldbedingt sein. Und ein Störfeld kann alle möglichen Krankheiten verursachen.

*Disposition für eine Krankheit*

Schon über dem Säugling in der Wiege kann unsichtbar ein Damokles-Schwert hängen, auf dem je nach Veranlagung (Disposition) entweder »Asthma« oder »Schwäche der Haut oder der Leber oder der Gelenke« steht. Aus Tierversuchen wissen wir, daß es einen Erstschlag gibt, der die Krankheit vorbereitet, und einen Zweitschlag, der sie zum Ausbruch bringt. Unser Baby entwickelt sich zum Kind, weiß und merkt aber nichts von dem drohenden Schwert und ist immer gesund. Da wird ihm mit 14 Jahren der Blinddarm entfernt. Der Körper kann diesen Eingriff nicht verarbeiten und darum auch nicht vergessen. Der Erstschlag ist da; er hat den ersten Faden des Schwertes durchtrennt. Es hängt aber noch oben, und unser Mensch ist äußerlich immer noch gesund. Mit 21 Jahren läßt er sich eine Zahnwurzel füllen, und langsam bildet sich ein Eiterherd in einer kleinen Geschwulst an einer Zahnwurzel (Granulom). Drei Jahre später, anläßlich einer harmlosen Unterkühlung, reißt der letzte Faden: Das Schwert fällt herab, und unser Mensch hat »seine« Krankheit – ein Asthma, ein Ekzem, ein Leberleiden oder ein Gelenkrheuma. Was nun? Man kann viel tun. Aber der direkte Weg wäre doch, daß der Arzt die zerrissenen Fäden sucht und findet, genauer gesagt: den kranken Zahn ziehen läßt und die Blinddarmnarbe entstört. Damit knüpft er das Schwert wieder oben an. Der Patient ist symptomfrei und äußerlich gesund. Seine Disposition aber bleibt, und er sollte sich zeitlebens vor Störfeldern hüten, soweit das möglich ist.

Mitunter genügt allein das Zahnziehen oder nur das Abspritzen der Narbe, um die Reizschwelle soweit heraufzusetzen, daß die Krankheit unterschwellig bleibt. Man sollte mit dem Wort »gesund« kritischer umgehen.

Oft wirken aber am Entstehen eines Krankheitsbildes mehrere Störfelder zusammen. Eine Patientin klagte über Schmerzen in der

*Drei Störfelder – eine Krankheit*

Wirbelsäule, und ich fahndete nach einem Störfeld, als die Segmenttherapie versagt hatte. Wäre die Frau weniger intelligent gewesen, hätte ich das Rätsel nie gelöst. Es waren drei Störfelder aktiv beteiligt, wie sich nach längerem Suchen herausstellte: Die Mandelnarben störten die Halswirbelsäule, eine Brustnarbe das Mittelstück, und der Unterleib war für die untere Lendenwirbelsäule zuständig, ihren oft zitierten »Bandscheibenschaden«, der keiner war. Das erinnert an ein Kombinationsschloß an einem Tresor, der auch nur aufgeht, wenn man die richtigen drei Zahlen einstellt. Zufällig waren hier die Narben in Höhe der Beschwerden tätig geworden.

Eine andere Frau litt unter starken Schmerzen im Kreuz und trug ein Stützkorsett. Als Ursache entlarvte ich eine kleine Flügelschraube, die vom Ohrringeinsetzen im Kleinkindalter im Ohrläppchen zurückgeblieben war und gelegentlich eiterte.

Und ich sehe auch den Mann noch vor mir, der ein »Eisgefühl« auf der Kopfplatte hatte. Das Störfeld fand sich in einer Narbe an der Fußsohle. Diese Tatsache konnte er so lange nicht begreifen, bis ich ihm sagte: »Was wollen Sie denn? Wenn im Keller die Sicherung durchbrennt, kann im obersten Stockwerk doch ohne weiteres das Licht ausgehen.«

## Wie wirkt das Procain?

*Pharmakologische Wirkungen*

Das Procain hat eine ganze Reihe nachweisbarer pharmakologischer Wirkungen, die alle zusammen zeigen, daß es die Funktionen des Neurovegetativums ordnet. Im einzelnen wirkt es:

- *Vegetativ ausgleichend,* das heißt, je nach der vegetativen Ausgangslage einmal anregend und tonussteigernd (Tonus = Gewebespannung), ein andermal entspannend und tonusmindernd.
- *Schmerzstillend, fiebersenkend* und *krampflindernd.*
- *Auf das Nervensystem,* zu dem das Zentralnervensystem, das periphere und das vegetative Nervensystem gehören. Es setzt die Reizschwelle herauf, so daß das Nervensystem gegen Schadreize unempfindlicher wird. Richtig angewendet, unterbricht es krankmachende Reflexe und beseitigt Blockierungen im Neurovegetativum.
- *Auf den Kreislauf* (das Herz, die Gefäße und das Blut): Es re-

guliert ihn, hemmt und beseitigt Entzündungen, wirkt antiallergisch, gefäßerweiternd und gefäßabdichtend.
- *Auf die glatte Muskulatur:* Es regt die *Harnausscheidung* an.
- *Auf den Hormon- und Stoffwechsel-Haushalt.*
- *Auf das Allgemeinbefinden.*

Von entscheidender Bedeutung ist der direkte Einfluß des Procains auf die *Lebensfunktionen der Zelle.*

*Das Zelle-Milieu-System*

Die Zelle hat im Normalfall ein Potential von 90 Millivolt (mV). Procain bringt ein hohes Eigenpotential von 290 mV ins

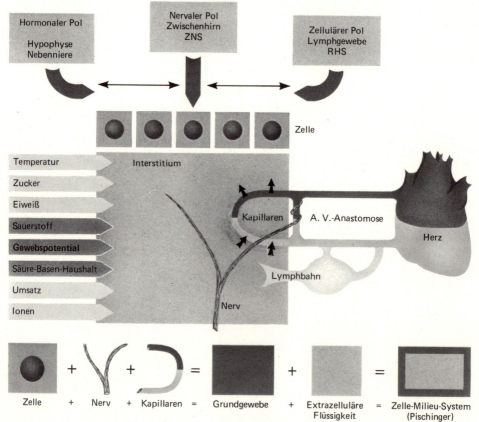

Die Zelle ist von einer Flüssigkeit umgeben, in die die feinsten Nervenausläufer und Gefäße münden und in der das Lymphsystem seinen Ursprung nimmt. Hier findet eine wesentliche vegetative Regulation statt. Das lebenswichtige Zellpotential steht auch hier wieder im Mittelpunkt. Alle anderen Zellfunktionen sind daran gebunden. Nachweisbar greift das Procain normalisierend in diese Regulationsvorgänge ein.

*Wiederher-
stellung des
Funktionellen*

Gewebe. Man spricht von »flüssiger Energie«. Damit lädt es die dauerentladene Störfeld-Zone wieder auf das Soll von 90 mV auf und schützt sie eine Zeitlang vor erneuter Entladung. Das stabilisierte Störfeld erlischt nun. Die zuvor eingeschränkte Funktion wird in allen Regelkreisen des Nervensystems, in den Gewebssäften, im Blut, in sämtlichen Zellen, im Hormonhaushalt (neural, humoral, zellulär, hormonell) wiederhergestellt. Dieser Effekt hält zunächst nur vorübergehend an. Darum muß die Behandlung beim Nachlassen der Wirkung wiederholt werden. Nach jeder weiteren Procain-Injektion lernt der Organismus besser, das für ihn optimale Potential selbst aufzubauen und auch zu halten. Das ist der Heilungsprozeß.

Diese Theorie stellte die Grundlage für die Neuraltherapie bei der Segmentbehandlung und beim Huneke-Phänomen dar. Sie wurde inzwischen von einer Reihe von Wissenschaftlern mehrfach einwandfrei objektiviert und so bestätigt. Nach dem Wiener Professor *Alfred Pischinger* werden alle lebenswichtigen Funktionen wie der Stoffwechsel, die Durchblutung, die Zellatmung, der Energiehaushalt, die Temperatur, das Säure-Basen-Gleichgewicht und vieles andere mehr, was zur Automatik des Lebens gehört, im vegetativen Grundsystem, dem »Zelle-Milieu-System«, geregelt. So ließen sich herd- und störfeldbedingte Abweichungen von der Norm in der Blutzusammensetzung, der Temperatur, im Sauerstoff- und Energie-Stoffwechsel, im Hautwiderstand und im bioelektrischen Potential nachweisen. Nach neuraltherapeutischen Injektionen stellte man wieder vorschriftsmäßige Werte fest. Aus einer reinen Erfahrungsheilkunde wurde eine wissenschaftlich begründete vollwertige Methode.

Sie stellt für viele bisher unheilbare Krankheiten das geradlinige, direkte Behandlungsverfahren dar, das an ihren Ursachen und nicht an ihren Auswirkungen ansetzt.

*Wirkung des
Procain*

An dieser Stelle sei der wesentliche Unterschied zwischen der mit Procain hervorgerufenen örtlichen Betäubung (Lokalanästhesie) und der neuraltherapeutischen Wirkung auf reizgestörtes Gewebe erläutert.

Bei der örtlichen Betäubung bringt das Lokalanästhetikum Procain auf die gesunde, normal geladene Zelle mit dem Membran-Potential von 90 mV zusätzlich sein hohes Potential von 290 mV. Die Zelle ist nun »hyperpolarisiert« und damit unempfindlich. Man spricht von einem Anodenblock. Den aus dieser Bezeichnung abgeleiteten irreführenden Begriff Procain-»Blockade« lehnen wir jedoch ab, weil wir bei der Therapie nichts blockieren, sondern gerade entblockieren. Nach etwa 20 Minuten ist das Procain abgebaut, die Betäubung abgeklungen, und die Zelle hat wieder wie am Anfang ihre 90 mV.

*Überpolarisieren der Zelle*

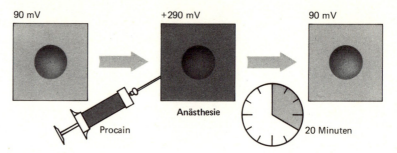

*Anästhesie:* Die mit 90 Millivolt (mV) normal geladene Zelle wird mit den 290 mV des örtlichen Betäubungsmittels überladen (hyperpolarisiert) und dadurch unempfindlich. Nach Abklingen der Wirkung ist alles wie vorher; die Zelle hat ihr altes Potential wieder erreicht.

*Wiederaufladen der Zelle*

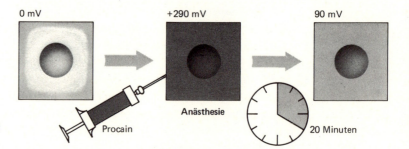

*Neuraltherapie:* Eine neuraltherapeutische Wirkung hat das Procain nur, wenn es auf eine entladene (depolarisierte) Zelle gebracht wird. Durch einen überstarken Reiz kann die Zelle ihr Potential verlieren und selbst nicht wieder aufbauen. Dann bilden sich Störungen im Segment oder gar Störfelder. Hier entsteht durch das Lokalanästhetikum zwar auch eine vorübergehende Unempfindlichkeit; aber nach deren Abklingen ist die vorher entladene Zelle wieder auf ihr Soll von 90 mV aufgeladen (repolarisiert). Und das ist die Voraussetzung für ihre normale Funktion.

Auf den ersten Blick erscheint es unwahrscheinlich, daß ein örtliches Betäubungsmittel auch ein so weitreichendes Heilmittel sein soll. Aber wenn wir uns den Wirkungsunterschied zwischen Anästhesie und Neuraltherapie mit Lokalanästhetika betrachten, sieht das schon ganz anders aus.

Hier ist die Ausgangslage völlig anders. Die depolarisierte Zelle hat ihr Potential durch einen überstarken Reiz verloren und kann es aus eigener Kraft nicht wieder aufbauen. Es handelt sich entweder um ein Störfeld oder um gestörtes Segmentgewebe.

Das Lokalanästhetikum mit seinen 290 mV repolarisiert und stabilisiert die Zelle. Nach Abklingen dieser Wirkung sinkt das Potential der Zelle nicht mehr in den Ausgangszustand ab, sondern bleibt im Normbereich aufgeladen – wenigstens einige Zeit lang. Die Injektionen sind mehrmals zu wiederholen, bis die Zelle ihr Potential wieder selbständig aufrechterhalten kann. Diese Normalisierung ist der Heilprozeß. Hier hat sich also gegenüber der Ausgangsposition Entscheidendes geändert!

## Der Neuraltherapeut und die Diagnose

*Man nehme...*
*Richtige*
*Diagnose*

Eine Patientin bat mich: »Herr Doktor, wenn Sie doch wenigstens bei mir endlich die richtige Diagnose stellen würden, dann wäre mir schon geholfen.« Sie hatte demnach schon mehrere Diagnosen zu ihrem Leiden gehört und meinte, wenn die richtige gefunden wäre, brauchte ich nur in dem dicken Buch nachzuschlagen, in dem alle in der Bundesrepublik registrierten 28 000 Arzneimittel aufgezählt sind, um das für sie richtige herauszufinden. So, wie sie selbst im Kochbuch das »Man nehme...« für die Kuchen-Zutaten zusammensucht. Ach, wenn es doch so einfach wäre!

Als blutjunger Doktor ging ich vom Hörsaal in die Praxis mit dem Hochgefühl, nun praktisch alle Krankheiten diagnostizieren und damit auch heilen können. »Diagnosis certa ullae therapiae fundamentum« hatte ich gelernt – »die sichere Diagnose ist die Grundlage einer jeden Behandlung.« Und Diagnostizieren hatte ich ja gelernt. Ich war vollgestopft mit Wissen, kannte die Anatomie, beherrschte alle Labortests und die anderen Techniken der Diagnostik.

Die Praxis zeigte mir sehr bald, daß ich zwar viel wußte, aber zu wenig konnte. Ich hatte gelernt, wie man ein Kind aus einer Querlage ans Tageslicht bringt, aber wie man eine Spritze gibt und einen Verband anlegt, wußte ich mehr theoretisch als aus der Praxis. Den ersten Schock vergesse ich nie mehr: Tagelang saß ich verzweifelt am Bett eines erst 18jährigen Mädchens, das schon an Krebs sterben mußte. Die Diagnose war völlig klar, und ich litt doppelt unter meiner Ohnmacht. Was half mir da die leider so »sichere Diagnose«?

Das Wort Diagnose kommt aus dem Griechischen und besagt etwa: durch und durch bis auf den Grund der Krankheit sehen, um die Ursache zu erkennen. Die Praxis lehrte mich bald, daß es drei verschiedene Diagnosen geben muß:

*Drei Möglichkeiten der Diagnose*

1. Die *echte,* die mir zeigt, woher die Krankheit kommt und die mir hilft, ihr Rätsel zu lösen. Sie macht 25% der Diagnosen aus, mehr nicht.
2. Weitere 25% sind *unechte* Diagnosen. Sie fassen lediglich Symptome zu einem wohlklingenden Fremdwort zusammen, das nur etwas über das Erscheinungsbild der Krankheit aussagt, uns aber nichts nützt, weil sie die Ursache nicht nennt.
Der Hallenser Professor *Franz Volhard* wetterte einmal: »Vor die Therapie haben die Götter die Diagnose gesetzt, aber jede Diagnose bleibt ein Geschwätz, wenn sie uns therapeutisch nicht weiterbringt.« Ich zitierte schon Heilmeyer, dem wir die Erkenntnis verdanken, daß auch die moderne Medizin bei der Hälfte aller Krankheiten überhaupt keine Diagnose stellen kann.
3. Es soll auch *falsche* Diagnosen geben.

Am Beispiel einiger Fälle (Kasuistiken) werde ich zeigen, daß der Neuraltherapeut die Möglichkeit hat, aus einer unechten Diagnose eine echte zu machen, das heißt, zu korrigieren. Das tut er, wenn er ein Störfeld als Ursache findet.

Das Musterexempel einer unechten Diagnose ist das weitverbreitete Asthma. Die Diagnose ist leicht zu stellen. Jeder kann schon von weitem hören, wie hier »der Teufel im Brustkorb des armen Kranken Orgel spielt«. Sicher, es sind sehr, sehr viele Medikamente gegen dieses Leiden im Handel (Antiasthmatika). Wenn nur eines von ihnen nicht nur die Symptome lindern, sondern die Erkrankung tatsächlich heilen würde, wären alle anderen überflüssig. Der Asthmatiker probiert alle Mittel durch und landet schließlich beim Cortison.

*Sackgasse ärztlicher Kunst*

Aber über diese Sackgasse ärztlicher Kunst habe ich schon gesprochen. Der Kranke unterdrückt damit erst einmal seine Anfälle und ist für den Augenblick zufrieden. An morgen denkt er nicht. Sein Arzt sollte es für ihn tun.

In vielen Fällen kann ihm ein Neuraltherapeut helfen, wie die folgenden Kasuistiken wohl überzeugend demonstrieren.

*Die »Nelken-Allergie«*

**Fall 1:** Ein Student berichtete seinem Arzt, er leide an einer Allergie gegen Duftstoffe. Vor allem Nelkengeruch löse bei ihm schwere Asthma-Anfälle aus. Nach dem Scheitern aller Therapieversuche unternahm der Arzt ein aufschlußreiches Experiment. Als der Patient zur nächsten Behandlung kam, sah er auf dem Schreibtisch im Sprechzimmer einen Nelkenstrauß stehen; prompt bekam er seinen Anfall. Der Arzt zeigte ihm daraufhin den Strauß aus der Nähe – es waren Papierblumen. In Hypnose nach dem ersten Anfall befragt, stellte sich folgendes heraus: Er liebte ein Mädchen und schickte ihm einen Monat lang von seinem kargen Taschengeld Nelken. Zu ihrem Geburtstag brachte er ihr einen besonders großen Strauß gleicher Nelken, um sich als Spender zu erkennen zu geben. Da fand er das Mädchen in den Armen eines anderen. In diesem Moment »blieb ihm die Luft weg« – das seelisch bedingte (psychogene) Asthma war geboren. Wenn er von nun an Nelken und später auch andere Blumen sah oder roch, erinnerte ihn sein Unterbewußtsein an den peinlichen Vorfall, und der einmal gebahnte Reflex zur Atemnot ließ das Asthma wieder aufflackern.

Als die Zusammenhänge durchschaubar waren, verschwand die Allergie. Diagnose: Psychogenes Asthma, nur über die Psychotherapie heilbar. Procain würde hier versagen.

*Asthma – Störfeld im Unterleib*

**Fall 2:** Eine 37jährige Hausfrau kam im schweren Asthma-Anfall zur Behandlung. Auf die Frage, wie lange sie schon krank sei, keuchte sie mühsam: »Seit neun Jahren – im Wochenbett gekriegt.« Aus einer solchen Angabe kann man schließen, daß das schuldige Störfeld mit größter Wahrscheinlichkeit im Unterleib zu suchen ist. So war es auch hier. Zwei Procain-Behandlungen des gynäkologischen Raumes ließen nicht nur das Asthma verschwinden, sondern auch die chronischen Kopfschmerzen, die chronische Verstopfung, die Periodenschmerzen, die hochgradige Nervosität mit Schlaflosigkeit und eine Lichtüberempfindlichkeit der Augen. Die Frau ist nach eigenen Angaben seitdem »ein völlig anderer Mensch« geworden. Hier lautet die neuraltherapeutische, echte Diagnose: Asthma und mehrere andere Beschwerden, bedingt durch ein Störfeld in den Unterleibsorganen. Erst der letzte Zusatz erhebt das Symptom Asthma zu einer Diagnose, die Anspruch auf den Namen hat, weil sie die Ursache nennt.

*Asthma – »schwache Brust«*

**Fall 3:** Ein Zwölfjähriger hatte im Alter von acht Jahren eine schwere Lungen- und Rippenfellentzündung durchgemacht. Davon hatte der Junge »eine schwache Brust« zurückbehalten. Der leiseste Luftzug ließ ihn hüsteln, und jeder Schnupfen löste neue asthmatische Beschwerden aus. Auf die Segmenttherapie mit intravenösen Procain-Injektionen und Quaddeln über Brust und Rücken an bestimmte Reaktionspunkte reagierte er sofort mit einer deutlichen Besserung. Er wurde erst in wöchentlichen, später größeren Abständen behandelt. Das Asthma und die Infektanfälligkeit verloren sich innerhalb eines halben Jahres. Diagnose: Segmentgebundenes Asthma, über die Segmenttherapie heilbar.

*Asthma – kranke Vorsteherdrüse*

**Fall 4:** Ein 68jähriger Asthmatiker erzählte mir, er habe vor jedem Anfall starken Harndrang, er könne die Blase dann aber nur unter Anstrengungen tropfenweise entleeren. Dieser Hinweis ließ mich an die Vorsteherdrüse (Prostata) denken. Sie war tatsächlich vergrößert, entzündet und dringend behandlungsbedürftig.

In der Schulmedizin geht man die Bakterien oft mit so hohen Dosen Antibiotika\* und Chemotherapeutika an, daß auch die nützliche Darmflora abgetötet wird. Das wiederum kann die Ursache anderer Leiden werden.

Die Neuraltherapie wählt einen anderen Weg. Das repolarisierende Procain verschlechtert die Lebensbedingungen für die Bakterien im Bereich der Harn- und Geschlechtsorgane (Urogenitalsystem) so weit, daß der Körper sie ohne Probleme vernichten kann.

Nach zwölf Procain-Injektionen war die Prostata wieder gesund. Die quälenden Asthma-Attacken hatten sich ohne jede sonstige Behandlung mit verloren. Diagnose: Durch eine kranke Prostata ausgelöstes Asthma.

**Fall 5:** Eine 26 Jahre alte Laborantin – aus einer Asthmatiker-Familie stammend – war selbst bis vor drei Jahren symptomfrei geblieben. Dann bekam auch sie die Anfälle, unter denen bereits die Mutter und zwei Schwestern litten.

---

\* Biologische Wirkstoffe aus Stoffwechselprodukten von Mikroorganismen, die andere Mikroorganismen im Wachstum hemmen oder abtöten. Beispiel: Penizillin.

*Asthma –
Störfeld
Bluterguß*

Die Segment-Therapie und das Testen aller denkbaren Störfelder brachten keinen Erfolg. Sie war schon achtmal vergeblich bei mir gewesen, und ich wollte schon resignieren. Wir gingen noch einmal in Ruhe »vom Scheitel bis zur Sohle« alle Möglichkeiten durch. Da erinnerte sich die junge Frau, als Kind auf eine Betonstufe gestürzt zu sein. Das habe eine fühlbare Delle in der Gesäßmuskulatur hinterlassen. Als sie vor einigen Jahren Skilaufen lernte, wäre sie mehrfach gerade auf diese Stelle gefallen, und sie hätte sich dort Blutergüsse zugezogen. Nun sei an dieser Stelle aus der Delle ein »Knubbel«, eine Verdickung, geworden. Bei Wetterwechsel verspüre sie in dem Knoten öfter auch »so ein bißchen Rheuma«.

Sie wissen, was ich machte? Natürlich spritzte ich in den »Knubbel«. Nach drei Behandlungen verschwand ihr Asthma nun doch noch. Die Heilung hält jetzt sechs Jahre an. Diagnose: Asthma durch ein seltenes Störfeld, einen alten Bluterguß.

*Asthma –
Störstelle
Narbe*

**Fall 6:** Ein 39jähriger Bäckermeister bekam nach der Rückkehr aus der Kriegsgefangenschaft ein so schweres »Bäcker-Asthma« mit einer Allergie gegen Roggenmehl, daß er daran dachte, seinen Beruf aufzugeben. Als er zu mir kam, sagte er: »Doktor, überall dürfen Sie bei mir hinstechen, nur hierher nicht!« Dabei zeigte er auf ein empfindliches Neurom an der linken Hand, eine Geschwulst aus Nervenfasern an der Stelle, wo er durch einen Granatsplitter zwei Finger verloren hatte.

Bisher hatte kein Mittel angeschlagen, die Hypnose-Therapie versagt, und auch meine Segmentbehandlung und Störfeldsuche blieben erfolglos. Wir standen vor der Entscheidung: eine Spritze in den Nervenknoten – oder aufgeben? Meine Sprechstundenhilfe hielt die Hand, er biß auf die Zähne, ein Aufschrei, und schon war es passiert: Der Ring um die Brust war gesprengt, und er konnte wieder wie früher frei durchatmen. Am nächsten Tag schnupfte er vor meinen Augen Roggenmehl in die Nase, ohne daß ihm das etwas ausmachte. Die Allergie war mit Erlöschen des Störfeldes verschwunden. Nach einem Jahr mußte ich ihn nachbehandeln. Er hielt wortlos die Hand hin und sagte keinen Ton, als ich am Neurom war. Es hat sich für ihn gelohnt: Er ist noch immer Bäcker und nun schon über 20 Jahre gesund. Diagnose: Bäcker-Asthma und Allergie, ausgelöst durch ein Neurom in einer Verwundungsnarbe.

**Fall 7:** Einem Uhrmacher aus Rostock war zwei Jahre, bevor er mich aufsuchte, der Kehlkopf wegen einer Krebsgeschwulst operativ entfernt worden. Seitdem hüstelte er, und Asthma-Anfälle traten auf. Das ließ befürchten, daß sich in seiner Lunge Tochtergeschwülste (Metastasen) angesiedelt hatten. Es stellte sich jedoch heraus, daß das schuldige Störfeld ein Eiterherd an einer Zahnwurzel war, der die gesamte Symptomatik auslöste und unterhielt. Als ich den Zahn anspritzte, blieben die Beschwerden weit über die erforderlichen acht Stunden hinaus, die das Huneke-Phänomen beim Zahntest als Bedingung fordert, verschwunden. Nach der Extraktion des Zahnes blieb der Uhrmacher mit Dauerwirkung von seinem Asthma befreit. Vielleicht hatte der kranke Zahn auch schon krebsbahnend gewirkt. Diagnose: Asthma, verursacht durch ein Störfeld an einem kranken Zahn.

*Asthma – Störstelle kranker Zahn*

Solchen schönen Resultaten, von denen ich noch beliebig viele schildern könnte, stehen natürlich auch Mißerfolge gegenüber. In diesen Fällen hatte die Segmentbehandlung versagt, und auch kein Störfeld ließ sich finden. Ob hier ein psychogenes Geschehen oder etwas anderes zugrundelag, auf das Procain keinen Einfluß hat, wurde nicht geklärt. Den guten Arzt belasten die Versager in stärkerem Maß, als er sich seiner Erfolge freuen kann.

*7 Fälle – 7 Ursachen*

Fassen wir zusammen: sieben Fälle von Asthma, siebenmal dieselbe Diagnose und doch jedesmal eine andere Krankheit. Bei jeder war die Entstehungsgeschichte und der Weg zurück zur Heilung anders. Wer bis hier aufmerksam gelesen hat, weiß, daß er statt »Asthma« außer den genannten Ausnahmen ganz beliebig Glaukom, Spondylose, Migräne, Heuschnupfen oder auch die Krankheit einsetzen kann, an der er vielleicht selber leidet. Die ausgewählten Fallschilderungen sollen verständlich machen, unter welchen Aspekten der Neuraltherapeut Krankheit und Heilung sieht.

*Krankheiten mit gleicher Diagnose können ganz verschiedene Ursachen haben und müssen dementsprechend unterschiedlich behandelt werden. Es gibt nicht »das« Asthma, sondern so viele Asthmas, wie es Asthmatiker gibt; das gleiche gilt für andere Krankheiten. Eine pauschale »Behandlung des Asthma bronchiale«, wie man es in Fachzeitschriften lesen kann, gibt es nicht. Jede Therapie muß individuell erfolgen, wenn sie die Ursache und nicht nur das Symptom treffen soll. Aber das kostet Zeit, sehr viel Zeit!*

# Die Störfeldsuche

*Das wichtige Arzt-Patient-Gespräch*

Das Aufnehmen der Vorgeschichte der Krankheit bedeutet in der Procain-Behandlung die halbe Therapie! Leider kommt das heilsame ärztliche Gespräch mit dem Patienten in der chronischen Zeitnot des modernen Lebens fast immer zu kurz. Zeitnot aber kann sich bei der Neuraltherapie besonders rächen. Wir treiben ja Ganzheitstherapie, das heißt, für uns ist immer der ganze Mensch erkrankt, auch wenn einzelne schwache Organe besonders auffallen. Darum müssen unsere Untersuchungen nach allen Regeln der ärztlichen Kunst vorgenommen werden und auch den ganzen Menschen umfassen, soweit das nur möglich ist. Nur ist die damit zu erstellende »Diagnose« nie unser Endziel, sondern nur eines unserer Hilfsmittel.

Wenn der Patient zum Neuraltherapeuten kommt, hat er in der Regel »das Übliche« schon über sich ergehen lassen. Meist bringt er eine oder mehrere Diagnosen und einen Berg von Befunden mit. Uns sind die bisher therapieresistenten Patienten nicht unangenehm. Wenn alles untersucht und versucht worden ist, besteht größere Aussicht, ein Störfeld zu finden als bei einem ungesiebten Krankengut.

Eines unserer wichtigsten Hilfsmittel ist die Anamnese. Sie ist zeitraubend, aber notwendig. Nur in guter Zusammenarbeit zwischen Arzt und aufgeklärtem Patient kann man die Ansatzpunkte für einen zielstrebigen Therapieplan festlegen. Der Kranke muß wissen, was der Arzt mit seinen vielen Fragen bezweckt und warum unter Umständen fast vergessene oder als nebensächlich erachtete Vorkrankheiten oder Verletzungen entscheidend wichtig sein können. Er muß mitdenken, exakt überlegen und nachforschen, zum Beispiel bei den Eltern und Geschwistern.

*Checkliste vor dem Arzt-Besuch*

Es fällt oft schwer, auf Anhieb unvorbereitet die richtigen Antworten zu geben. Mit Hilfe dieses Buches können Sie sich und Ihrem Arzt Zeit sparen, wenn Sie vor dem Besuch alles Wesentliche in chronologischer Reihenfolge notieren. Das kommt ja Ihnen zugute. Vergessen Sie nicht:

*Jede Stelle Ihres Körpers kann zu einem Störfeld werden! Jedes Störfeld kann verschiedene Krankheiten verursachen!*

Die meisten Störfelder finden sich erfahrungsgemäß im Kopfbereich. Fangen wir also oben an.

### Die Mandeln (Tonsillen)

Sie stehen in der Störfeld-Liste mit an der Spitze. Eine *Mandelentzündung* (Angina) hat wohl jeder schon einmal durchgemacht. Die beiden Gaumen- und die Rachenmandel gehören zum lymphatischen Rachenring, der ein wichtiges Abwehrorgan gegen bakterielle Infektionen darstellt. Sie machen sich bei einer »Erkältung« schnell bemerkbar, weil sie bei ihrer Arbeit anschwellen und so Schluckbeschwerden verursachen. Manche Patienten leiden häufig an solchen Entzündungen oder gar *Mandelabszessen*. Dann belasten oder stören die Tonsillen mehr als sie schützen.

*Was der Arzt wissen muß*

Der Arzt wird also fragen:
- Hatten Sie oft Mandelentzündungen oder gar Mandelabszesse?
- Hatten Sie Diphtherie oder Scharlach?
- Sind die Mandeln schon einmal gekappt oder ausgeschält worden?

*Injektionsstelle bei Störfeld Mandeln*

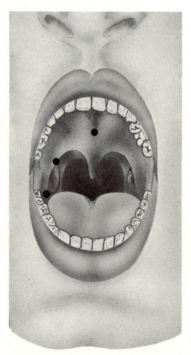

Die Gaumenmandeln zählen mit zu den häufigsten Störfeldern; auch die Rachenmandel kann Ursache für die verschiedenartigsten Krankheitszustände sein.

- Wissen Sie etwas von einer vergrößerten Rachenmandel?
- Leiden Sie unter Mundgeruch?

Der erfahrene Therapeut wird bei Menschen, die viel im Freien arbeiten (Gärtner, Maurer, Bauern) die Mandeln auf jeden Fall mittesten. Diese Patienten pflegen leichte Mandelentzündungen selten als Krankheiten zu registrieren. Übrigens: Auch der erfahrenste Hals-Nasen-Ohren-Facharzt sieht den Mandeln nicht durch bloßes Anschauen an, ob sie ein Störfeld darstellen oder nicht. Das kann nur die Testinjektion mit einem Neuraltherapeutikum (Procain, Xylocain®) klären.

*Mandeln entfernen lassen*

Zur Zeit der alten Fokuslehre galt die Forderung, alle chronisch entzündeten und vergrößerten Mandeln unbedingt herauszunehmen. Sie stellten einen Bakteriensumpf dar, der laufend das Blut vergiftet und den Körper krank macht. Das »Mandeln raus!« war an der Tagesordnung. Heute ist man viel zurückhaltender damit geworden. Große Universitäts-Studien haben nämlich ergeben, daß durch die Mandelausschälung (Tonsillektomie) höchstens die Hälfte der Krankheiten beeinflußt wurde, deretwegen man sie vorgenommen hatte. Außerdem erlitten Operierte genauso oft Rückfälle (Rezidive) wie Unbehandelte. Der Eingriff half also nicht auf die Dauer. Unsere Injektion mit Procain, dem »unblutigen Messer«, wirkt mit mindestens ebenso großen Erfolgsaussichten auf das Mandelgewebe. Sie hat zusätzlich den großen Vorteil, daß sie nichts verstümmelt und daß sie jederzeit wiederholt werden kann. Der Hinweis »meine Mandeln können es unmöglich sein, die sind raus« beeindruckt uns wenig. Wir wissen, wie oft gerade die Mandelnarben die Störfeldfunktion übernehmen.

Es gibt nur wenige Ausnahmefälle, in denen wir den Patienten zur Tonsillektomie überweisen. Und dies auch dann erst, wenn zuvor die Zähne und die Nasen-Nebenhöhlen saniert worden sind. Geschieht das nicht vorher, werden später die Mandelnarben fast zwangsläufig zu Störfeldern. Um dem vorzubeugen, spritzen wir die Mandeln nach der Operation vorsorglich immer dreimal in bestimmten Zeitabständen nach.

**Die Zähne**

Auf die Frage nach dem Zustand der Zähne bekomme ich meist die stolze Antwort: »Die sind bei mir in Ordnung, ich gehe regelmäßig zum Zahnarzt!« Ich habe mir längst abgewöhnt, mich darauf zu verlassen. Es gibt auch heute noch Zahnärzte, die an überholten Vorstellungen festhalten und denen durchaus nicht immer klar ist, welche Veränderungen im Mund-, Zahn- und Kieferbereich als Störfelder in Frage kommen. Wir kennen 38 Möglichkeiten! Das Attest eines Zahnarztes, die Zähne schieden als Fokus aus, weil sich an den (von ihm abgefüllten!) Zähnen kein Granulom nachweisen lasse, ist für uns wertlos. In den Augen des Behandelten ist ein guter Doktor, wer sich bemüht, ihm seine Zähne recht lange zu erhalten. Der Zahnarzt sollte aber in erster Linie Arzt sein und erst in zweiter ein Zahnerhalter, der den Wünschen seiner Betreuten nachkommt. Das Zahnerhalten um jeden Preis ist fast ein Verbrechen! Der Patient zahlt nicht nur die teuren Brückenkonstruktionen und kunstvollen Klempnerarbeiten auf oft auch schon nervtoten Zähnen. In Wirklichkeit zahlt er mit einer viel wertvolleren Münze: mit seiner Gesundheit!

*38 Möglichkeiten für Störstellen*

Schon ein einziger nervtoter, nach dem Röntgenbild nicht beherdeter Zahn kann die Ursache schwerster Krankheitszustände sein. Er wirkt jahrelang wie eine Zeitzünderbombe, die jederzeit hochgehen kann, wenn die Abwehrkraft nachläßt. Jede Operation oder Verletzung, eine Erkältung oder Schutzimpfung, ein Wettersturz oder selbst seelischer Kummer kann die Abwehrkraft schwächen und die Reizschwelle herabsetzen. Dann geht die Bombe hoch, und der »stumme« Zahn, der nicht einmal weh tut, wird unbemerkt zur auslösenden Ursache für eine lebensbedrohende Krankheit. Darum ist mir bei meinen Patienten eine gutsitzende Zahnprothese immer lieber als ein Stützkorsett, eine künstliche Hüfte, ein Hörgerät oder gar ein Glasauge.

*Welches Unheil ein Zahn anrichten kann*

Wie kann der schmerzlose kleine Zahn im großen Organismus soviel Unheil anrichten? Professor Pischinger wies nach, daß jede Entzündung im weichen, aktiven Bindegewebe abläuft. Auch das Störfeld hat dort seinen Sitz. Dieses auch »Grundgewebe« genannte Bindegewebe enthält Nervenenden und Gefäße, die in die Flüssigkeit münden, die jede Zelle umgibt. Der am Nervenende ankommende Reiz muß von einer elektrischen, also physikalischen Reaktion in eine chemische umgewandelt werden, um durch die Flüssigkeit an die Zellmembranen gelangen zu können. Dabei wird der Reiz noch einmal reguliert. Damit wird bezweckt, daß die Zelle immer ein optimales Milieu hat, also beste Bedingungen, um zu leben und zu arbeiten. Auch hier steht die Bildung des bioelek-

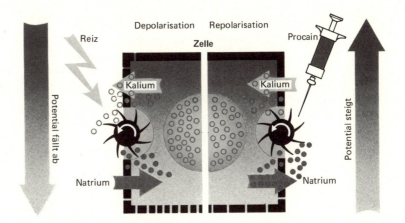

*Die Kalium-
Natrium-
Pumpe*

Jede Zelle stellt eine winzige Kalium-Batterie mit einem Potential von 90 mV dar. Der Reiz depolarisiert die Zelle. Kaliumionen wandern hinaus, Natriumionen wandern hinein. Die Lokalanästhesie dreht diese Pumpe wieder zurück: die Kaliumionen wandern wieder ein, die Natriumionen hinaus. Die Zelle wird repolarisiert und ihre Funktion wiederhergestellt, weil die Zellmembrane wieder abgedichtet ist. In der Regel schafft die Zelle das Repolarisieren aus eigener Kraft. Bleibt jedoch eine Dauer-Depolarisation zurück, kann die Neuraltherapie diese beseitigen.

trischen Potentials im Mittelpunkt, weil von ihm alle anderen Funktionen abhängen.

Im Wurzelkanal befinden sich Eiweißreste vom Abtöten des Nervs, die eine Art Leichengift bilden. Im Zahnbein (Dentin) gibt es Kanälchen, angefüllt mit dem vorher beschriebenen Grundgewebe. Sie haben Querverbindungen durch das Dentin hindurch und damit auch Kontakt zum umgebenden Knochen und zum restlichen Grundgewebe. Der tote Zahn hat also immer noch Verbindungen zu dem übrigen Organismus. So haben kleine Ursachen oft verheerende Wirkungen!

*Der Unglücks-
zahn*

Lassen Sie mich einen einzigen Fall von unübersehbar vielen einfügen, der zeigt, daß auch ein verlagerter, unbehandelter Weisheitszahn Unheil bringen und zum Unglückszahn werden kann: Ein junger Kraftfahrer litt seit drei Jahren an einer beidseitigen schweren Entzündung im Augeninnern (Iridozyklitis beziehungsweise Uveitis), die trotz laufender fachklinischer Behandlung immer weiter fortschritt, so daß er mit völliger Erblindung rechnen mußte.

Auf meine Veranlassung zog sein Zahnarzt erst einen toten Zahn. Es geschah nichts. Ich ließ mir die Röntgenbilder kommen und noch eine Spezialaufnahme machen. Weit hinten war ein verlagerter Weisheitszahn zu erkennen. Als dieser herausoperiert worden war, besserte sich das Sehvermögen meines Patienten laufend. Seine Augen sind heute klar und funktionstüchtig; er sitzt wieder hinter dem Steuer.

Das ist durchaus kein Einzelfall! Wer wie ich täglich sieht, welche Schäden die Zähne anrichten können, nimmt dieses Gebiet sehr ernst. Sie sollten es auch tun!

Noch von einer anderen Störfeldmöglichkeit sei kurz berichtet. Zwei Metalle in einer Lösung bilden eine Stromquelle. Im Mund befinden sich oft Goldkronen und Silberamalgam-Füllungen. So kann ein Strom entstehen, der meßbar ist und oft 500 mV und mehr beträgt, also etwa die Hälfte einer Taschenlampen-Batterie. Daß diese hohen Ströme den Nachrichtenverkehr im Körper stören können, ist leicht einzusehen. Schließlich beträgt der »Lebensstrom« ja nur 90 mV. Seien Sie also auf folgende Fragen vorbereitet, die Ihnen der Neuraltherapeut bei der Anamnese stellen wird:

*Was der Arzt wissen muß*

- Haben Sie beherdete, wurzeltote oder verlagerte Zähne?
- Haben Sie einen Zahn, der gelegentlich »muckert« oder weh tut?
- Wurde eine Wurzelresektion durchgeführt?
- Haben Sie Zahnfleischbluten oder entzündete Zahntaschen?

Gebiß und Zahnfleisch spielen eine so wichtige Rolle, daß der Arzt Sie kaum aus der Behandlung entlassen wird, ohne einen Zahnstatus\* anzufordern und entsprechende Messungen und Provokationsteste vorzunehmen.

**Die Nasen-Nebenhöhlen**

Kieferhöhle, Stirnhöhle, Keilbeinhöhle und Siebbeinhöhle faßt man zu dem Begriff Nebenhöhlen zusammen. Die Nase und ihre Nebenhöhlen können auch (allerdings seltener als Mandeln, Zähne und Narben) Fernstörungs-Krankheiten auslösen. Das Bronchialasthma gehört zum Beispiel dazu.

---

\* Allgemeiner Gesundheits- beziehungsweise Krankheitszustand der Zähne.

*Was der Arzt wissen muß*

Der Arzt wird folgende Fragen stellen:
- Haben Sie schon einmal Entzündungen und Eiterungen der Nasen-Nebenhöhlen durchgemacht? Wurden die Nebenhöhlen mit Spülungen behandelt oder operiert?
- Leiden Sie an einem vorwiegend einseitigen chronischen Schnupfen?
- Ist der Schnupfen mit Niesanfällen oder Augentränen verbunden?
- Wurden Nasenpolypen entfernt? Oder wurde eine verbogene Nasenscheidewand operiert?

Ich selbst litt viele Jahre an rechtsseitigen Stirnkopfschmerzen mit Migräne-Anfällen. Die operierte Kieferhöhle steckte dahinter. Ich gab mir selbst vor dem Spiegel die notwendigen Injektionen und bin das Leiden seitdem los – dank Huneke!

### Die Ohren

Auch das Mittelohr kann zum Störsender werden und krankmachende Impulse aussenden. Ob die Ohren mit der vorliegenden Krankheit etwas zu tun haben, testet man mit einer einfachen Injektion an den Knochen, den man hinter dem Ohrläppchen ertastet. Vor allem die Narben nach Mittelohr-Operationen und dem schönheitschirurgischen Eingriff, den man als »Lifting« bezeichnet, müssen getestet werden. Die Fragen des Neuraltherapeuten können lauten:

*Was der Arzt wissen muß*

- Wie steht es mit dem Gehör?
- Litten Sie schon einmal unter Ohrenlaufen?
- Wurde das Trommelfell durchstoßen? Wurde eine Mittelohr-Totaloperation durchgeführt?
- Leiden Sie an einer chronischen Mittelohrentzündung?

### Die Narben

Wir sind hinter den Narben her »wie der Teufel hinter der armen Seele«. Bestätigten uns doch viele Heilungen, daß jede noch so unscheinbare Narbe aus frühester Kindheit viel, viel später der Anlaß für ein Gelenkrheuma, eine Nervenentzündung, Schwerhörigkeit, schwere Durchblutungsstörungen oder irgendein anderes Leiden sein kann. Darum sind für uns alle Narben wichtig, besonders natürlich die, die *vor* der Erkrankung entstanden sind. Aber auch da gibt es Ausnahmen. Jemand hat zum Beispiel als Kind viele Blinddarmreizungen gehabt. Er erkrankt schließlich an seinem Leiden. Jahre später wird er operiert. Der Eingriff allein genügt nicht, um das Störfeld für immer zu löschen. Aber eine Reihe von Injektionen in die (nach Erkrankungsbeginn entstandene) Narbe kann es schaffen.

*Fahndung nach Störfeld-Narben*

Da Störfelder am häufigsten im Kopfbereich auftreten, fahnden wir ganz besonders dort nach Narben. Störfeld-Narben zeigen beim Messen Potential- und Widerstandsveränderungen gegenüber ihrer Umgebung, mikroskopisch kleine Fremdkörper und Gewebsveränderungen, die das Grundgewebe und damit den gesamten Organismus krank machen.

Daß längst vergessene Narben aus früher Kindheit einem auf einmal im Alter das Leben sauer machen können, beweist der nächste Fall.

Ein stattlicher alter Herr stand mit traurigen Augen vor mir: »Herr Doktor, können Sie mir helfen? Ich leide an einer Angina pectoris und sterbe jede Nacht fünfmal an Herzkrämpfen.«

Nach sechs ergebnislosen Behandlungen hatten wir beide nicht mehr viel Hoffnung. Bei der siebenten wollte ich die Prostata untersuchen. Da fand ich am Gesäß eine 5 cm lange wulstige Narbe, von der er mir nichts gesagt hatte: »Ach, die kann es doch nicht sein. Da bin ich als Kleinkind mit dem Nachttopf zusammengebrochen. Die tiefe Wunde hat lange geeitert. Die hatte ich vergessen.« Sein Vegetativum aber hatte sie nicht vergessen. Die Narbe war schuld an den Herzkrämpfen; jetzt schläft mein Patient nachts durch.

Unsere Fragen zum Thema Narben:

*Was der Arzt wissen muß*

- Wurden Sie einmal operiert?
- Haben Sie Kriegsverletzungen? Wo stecken noch Geschosse oder Granatsplitter?
- Wo hatten Sie Verletzungen, Wunden, die schlecht heilten oder lange eiterten?
- Hatten Sie Knochenbrüche? Furunkel, Karbunkel (Ansammlung mehrerer Furunkel), Venenentzündungen, offene Beine, Impfkomplikationen, entzündete Ballen, Hühneraugen, die operativ entfernt werden mußten?

- Welche Narben entzünden sich gelegentlich, nässen, jucken oder melden sich bei Wetterwechsel?
- Ist nach einer Injektion ein Knoten im Gewebe entstanden?
- Mußte ein Spritzenabszeß aufgeschnitten werden?

Überlegen Sie gut, und betrachten Sie sich genau. Sie werden schon Narben finden!

### Die Brustorgane

An der schleichenden beginnenden primär chronischen Polyarthritis (einer Gelenkrheuma-Form) beißen auch wir uns oft die Zähne aus. Die Kranken haben meist schon viele Medikamente (Cortison, Phenylbutazon, Sulfonamide, Antibiotika und andere »Regulations-Blocker«) bekommen. Damit sind gerade die Selbstheilungskräfte unterdrückt worden, die wir anregen wollen. Und doch gibt es auch da Erfolge:

Eine Frau mit dicken Gelenken und verzogenen Fingern brachte mir nach einigen vergeblichen Bemühungen eine alte Röntgenaufnahme von ihrer Lunge mit. Ich sah eine nach einer früheren Brustfellentzündung (Pleuritis) zurückgebliebene dicke Schwarte. Es war nicht einfach, zwischen die Rippen hindurch an diese »Narbe« zu kommen. Aber die Injektion half so gut, daß selbst ich sprachlos war.

Wir müssen wissen:

*Was der Arzt wissen muß*

- Hatten Sie eine Lungenentzündung, trockene oder nasse Rippenfell-Entzündungen?
- Machten Sie eine Lungentuberkulose durch? Wie war deren Verlauf?
- Lungenverletzungen? Operationen? Lungenembolie? Herzinfarkt? Herzinnenhaut-Entzündung oder Herzmuskel-Entzündungen? Herzbeutel-Erkrankungen?

### Die Bauchorgane

Vom Nabel, der ersten Narbe des Menschen, haben wir schon gesprochen (Seite 48). Auch lebensbedrohliche Brechdurchfälle können gelegentlich die Voraussetzungen dafür schaffen, daß der Darm später zum Störfeld wird. Für uns ist es gleichgültig, wie lange eine Krankheit zurückliegt.

*Was der Arzt wissen muß*

Wichtig sind folgende Fragen:
- Hatten Sie einmal eine Gelbsucht? Ein Magen- oder Zwölffingerdarm-Geschwür?
- Ruhr, Cholera, Typhus? Lebensmittel- oder andere Vergiftungen? Sonstige Krankheiten im Bauchbereich?
- Meldet sich manchmal Ihr Blinddarm?
- Wie ist es mit der Verdauung und dem Stuhlgang?

*Ein Fußballtorwart wird geheilt*

»König Fußball regiert die Welt«, heißt es so schön. Die Artisten des grünen Rasens sind die Helden der Nation, und der nationale Ehrgeiz treibt bei jedem Länderspiel große Blüten. Als ich noch in Mitteldeutschland lebte, kam eines Tages der National-Torwart der DDR-Mannschaft heimlich zu mir. Die Erfolge der Procain-Therapie hatten sich inzwischen auch in der DDR herumgesprochen, und so war es für mich nicht weiter verwunderlich, daß ihm ein Sportarzt meine Adresse als Geheimtip gegeben hatte. Als Grund seines Besuches führte er an, er wolle sich vor einer geplanten Bandscheibenoperation von mir behandeln lassen.

Die Vorgeschichte brachte den typischen Fall eines Berufssportlers zutage, der sich übernommen hatte: Es passierte, als er beim Konditionstraining mit einem schweren Gewicht arbeitete: Im Bereich der Lendenwirbelsäule gab es plötzlich einen Riß, und seither trat dort bei bestimmten Bewegungen ein stechender Schmerz auf, der jeden Sport unmöglich machte. Inzwischen war es so schlimm geworden, daß er ohne Stützkorsett nicht mehr laufen konnte. Nachdem er über ein Jahr ohne Erfolg von Klinik zu Klinik gepilgert und bei führenden Spezialisten der Ostblockstaaten herumgereicht worden war, hatte man sich nun zur Operation entschlossen. Er war sich klar darüber, daß ein operativer Eingriff das Ende seiner Sportlerlaufbahn und seiner Sportlehrerausbildung bedeutet hätte. Da er nichts anderes gelernt hatte, stand damit auch seine weitere Existenz auf dem Spiel.

Die Behandlung im Bereich der Lendenwirbelsäule in Form von Intrakutanquaddeln, intramuskulären Infiltrationen und selbst Injektionen an die Wirbelkörper und den Grenzstrang des Sympathikus in Schmerzhöhe brachten in diesem Fall keine anhaltende Besserung. Also mußte ich nach einem Störfeld suchen. Die Tests an Mandeln, Zähnen und mehreren Narben verliefen ergebnislos. Ich fragte nach seinem Blinddarm: Ach ja, der melde sich schon

*Störstelle Blinddarm*

gelegentlich einmal, aber nicht schlimm und das schon seit der Schulzeit. Der Chirurg habe eine Operation für nicht nötig gehalten. Ich gab in die Bauchhaut über dem Wurmfortsatz am sogenannten McBurney'schen Punkt zwei Quaddeln und ging mit der Kanüle vorsichtig durch sie hindurch in die Tiefe bis an das Bauchfell. Das tat ihm an der umschriebenen Stelle so weh, daß er aufschrie. Ich forderte ihn auf, aufzustehen und sich zu bewegen. Er stellte ungläubig und entgeistert fest, daß der Schmerz in der Wirbelsäule hundertprozentig weg war und er ihn auch durch ausgefallenste Bewegungen nicht mehr auslösen konnte. Nach einer Woche bestellte ich ihn wieder. Er schüttelte traurig den Kopf: »Doktor, das war leider nichts! Nach zwei Tagen war alles wieder wie vorher!«

Er hatte etwas von »Blitzheilung« gehört und war nun enttäuscht, daß die Schmerzen nach zwei Tagen wiedergekommen waren. Aber ich jubelte innerlich. Denn für mich bedeutete das: Die erste Bedingung für ein Huneke-Phänomen – mindestens zwanzig Stunden hundertprozentige Beschwerdefreiheit – war erfüllt. Ich mußte also die Injektion wiederholen, um den vermuteten Störfeld-Zusammenhang Blinddarm-Bandscheibe zu erhärten. Tatsächlich hielt diesmal die Schmerzfreiheit länger, nämlich volle vier Tage an. Ich riet ihm dringend, sich nun den Blinddarm und keinesfalls die Bandscheibe operieren zu lassen. Das tat er dann auch. Sechs Wochen später sah ich ihn wieder. Er hatte langsam wieder mit dem Training begonnen. Es ging ihm zu 90% besser, aber wenn er sich so ganz nach hinten überbeugte, spürte er immer noch einen geringen Schmerz an der alten Stelle. Ich hätte ihm aber doch versprochen, die Schmerzen würden nach der Operation völlig verschwunden sein. Sie waren und blieben es auch, nachdem ich die frische Operationsnarbe fachgerecht unterspritzt und so entstört hatte.

Die Millionen seiner Fans jubelten, als er nach anderthalbjähriger Pause wieder in der Nationalmannschaft auftauchte und sein Tor besser sauberhielt als die Ersatzleute vorher. Ich konnte seine akrobatischen Sprünge und Paraden noch oft im Fernsehen bewundern und freute mich zu sehen, daß er nun wieder voll beweglich war.

### Der Unterleib

Es gibt kaum eine *Frau,* die nicht mehrmals in ihrem Leben den Rat und die Hilfe eines Frauenarztes in Anspruch nehmen mußte. Und eine Frau über 50 Jahre ohne Unterleibsoperation ist eine Seltenheit.

Beantworten Sie dem Neuraltherapeuten diese Fragen:

*Was der Arzt wissen muß*

- Haben oder hatten Sie Entzündungen an der Gebärmutter (Endometritis) oder den Eierstöcken, genauer gesagt Eileitern (Adnexitis)?
- Oder viel Ausfluß (Fluor)?
- Leiden Sie an schmerzhaften Perioden (Dysmenorrhö)?
- Ist die Periode regelmäßig? Seit wann sind Sie in den Wechseljahren (Klimakterium)?
- Hatten Sie eine oder mehrere Fehlgeburten? Mit oder ohne Fieber?
- Hatten Sie eine Ausschabung (Abrasio, Kürettage)? Warum?
- Hatten Sie Entbindungen? Schwere, beispielsweise Zangenentbindungen, Quer- oder Steißlagen? Mit Dammriß oder Dammschnitt?
- Wurden operative Eingriffe im Genitalbereich vorgenommen? Wurde durch die Bauchdecke oder von der Scheide aus operiert?
- Hatten Sie eine Geschlechtskrankheit, zum Beispiel einen Tripper (Gonorrhö)? Dem Arzt müssen Sie es sagen, wenn er Ihnen helfen soll!

*Störfelder kann man nicht sehen und fühlen*

Sie sehen, hier kann alles mögliche in Frage kommen. Auch wenn Sie an der betreffenden Stelle keine Schmerzen mehr haben, und selbst dann, wenn der Gynäkologe Ihnen bei der letzten Untersuchung gesagt hat: »Alles in Ordnung!« das Störfeld kann keiner sehen oder fühlen. Man kann es nur mit der Testinjektion nach Huneke entlarven.

Beim *Mann* kann die Prostata eine ähnliche Rolle spielen wie der gynäkologische Raum bei der Frau. Das zeigten ja einige schon zuvor geschilderte Fälle. Hier unsere Fragen:

*Was der Arzt wissen muß*

- Wie oft müssen Sie in der Nacht zum Wasserlassen aufstehen? Ist der Strahl noch so kräftig wie früher? Müssen Sie warten, bis das Wasser kommt?
- Tröpfelt es nach?

- Haben Sie eine Reizblase oder Blasenschwäche?
- Macht die Prostata Beschwerden? Haben Sie Schmerzen am Damm?
- Hatten Sie eine Geschlechtskrankheit?
- Litten Sie an einer Hoden-, Nebenhoden- oder Vorhaut-Erkrankung?

**Das Knochensystem**

Narben müssen nicht immer äußerlich sichtbar sein. Daß für uns im Hinblick auf ein Störfeld auch die Nahtstelle eines Knochenbruches eine Narbe darstellt, wurde schon erwähnt. Uns interessiert darüber hinaus:

*Was der Arzt wissen muß*

- Haben Sie einen Schußbruch erlitten?
- Hatten Sie eine schmerzhafte Steißbein-Prellung?
- Knochenhaut-Entzündungen (Periostitis) wie beim »Tennis-Ellenbogen« (Epicondylitis radialis)? Oder eine Knochenmarkeiterung (Osteomyelitis)?
- Wurde irgendwann einmal am Knochen operiert? Wegen X-Großzehe (Hallux valgus)? Wurden bei einer eitrigen Rippenfellentzündung Rippen gekürzt? Wurde eine Extremität amputiert? Oder auch nur ein Finger- oder Zehenglied?

**Fremdkörper**

Wir erinnern uns, daß verschiedene Metalle, im Mund verarbeitet, Strom erzeugen und stören können. Aber wir suchen auch:

*Was der Arzt wissen muß*

- Granatsplitter und Geschosse im Körper
- Abgebrochene Nadeln
- Sand oder Glassplitter, auch Tuchfetzen in verheilten Wunden
- Hatten Sie eine Knochennagelung? Haben Sie ein künstliches Gelenk eingesetzt bekommen? Tragen sie einen Herzschrittmacher?

**Andere Störfeldmöglichkeiten**

Wenn ein Patient mich fragt: »Herr Doktor, kann bei mir . . .?«, dann unterbreche ich ihn und sage: »Ja, es kann!«, denn jede Stelle kann ja zum Störfeld werden!

*Jede Stelle kann zum Störfeld werden*

Wenn man sich vor Augen hält, daß nach unseren Erfahrungen mindestens ein Drittel aller bisher therapieresistenten Krankheiten auf einem Störfeld basieren, dann lohnt es sich für den Kranken, gut nachzudenken und »in sich zu gehen«.

Eine Röntgen-Tiefenbestrahlung und Radium-Einlagen hinterlassen Narben, die man nicht immer sehen kann. Zum Störfeld können werden: die Wirbelsäule, einzelne Wirbel, die die *Scheuermann-Krankheit* in der Jugend befallen hatte oder die *Schlatter-Krankheit,* die am Schienbeinkopf auftritt. Ein sich immer wieder entzündendes Auge, eine Knochenverdickung nach einer Prellung, eine chronische Lymphbahn-Entzündung oder eine Knorpelabsprengung im Gelenk (»Gelenkmaus«) kommen ebenso in Frage wie eine Brustdrüsenentzündung (Mastitis), die nicht geschnitten wurde. All das muß nicht, aber es *kann* stören!

Ich fasse noch einmal kurz zusammen:

*Heilung von Fernstörungskrankheiten*

1. Chronische Entzündungen, Reste abgelaufener Verletzungen und Entzündungen aller Art und krankhaft verändertes Gewebe können zu Störfeldern werden und die Reaktionsweise des vegetativen Nervensystems verändern.
2. Störfelder sitzen im vegetativen Grundsystem und senden über das Neurovegetativum Störimpulse aus.
3. Diese können an jeder Stelle des Körpers, bevorzugt am ererbt oder erworben schwachen Organ oder System, irgendeine chronische Krankheit hervorrufen.
4. Die neue Lehre vom krankheitsauslösenden Störfeld außerhalb jeder segmentalen Ordnung zwingt den Arzt, sich von allem segment- und organgebundenen Denken und Handeln freizumachen, wenn dieses nicht zur Heilung führt.
5. Trifft die Procain-Injektion ein Störfeld, das aktiv ist und die Symptome verursacht, so verlischt die Krankheit im Huneke-Phänomen.
6. Bei richtiger Anwendung der Regeln kann man dann die Fernstörungs-Krankheit heilen, soweit das anatomisch noch möglich ist.

# Was ist noch zu beachten?

## Vor der Behandlung

*Auch das muß der Arzt wissen*

Nach Herzinfarkten, Thrombosen und Embolien bekommen manche Patienten Medikamente, die die *Gerinnungsfähigkeit des Blutes* herabsetzen (Marcumar®, Sintrom® oder andere). Bei ihnen könnten Injektionen in die Nähe größerer Gefäße zu bedrohlichen Blutungen führen, wenn der Arzt das nicht weiß. Patienten, die entsprechende Mittel nehmen, haben einen besonderen Ausweis, dem der Arzt den derzeitigen Quickwert* und die Stärke der Gerinnungshemmung entnehmen kann. Sie sollten nicht vergessen, ihn dem Neuraltherapeuten vor der Behandlung zu zeigen.

In sehr seltenen Fällen haben Patienten eine Allergie gegen Procain. Das löst dann juckende Hautausschläge aus und im Extremfall stärkere Symptome unmittelbar nach der Injektion, die der Arzt aber beseitigen kann. Im Zweifelsfall läßt es sich leicht klären, ob eine *Procain-Allergie* vorliegt: Ein Tropfen Procain in den Bindehautsack des Auges geträufelt oder ein Tropfen davon unter die Haut gespritzt, ergibt Rötungen, wenn tatsächlich eine Überempfindlichkeit besteht. Der Neuraltherapeut kann dann auf ein anderes örtliches Betäubungsmittel ausweichen, das der Patient gut verträgt.

Sollte Ihnen Bohnenkaffee nicht gut bekommen, sagen Sie dies dem Arzt vor der Behandlung. Er wird dann reines Procain ohne Koffein nehmen und nicht Impletol oder andere Neuraltherapeutika, welche diesen Zusatz enthalten.

---

\* Testwert, der Aufschluß über die Gerinnungsfähigkeit des Blutes gibt.

Schreiben Sie auch alle Medikamente auf, die sie anderweitig verordnet bekommen haben. Viele enthalten ja Bestandteile, die wichtige Regulationsmechanismen hemmen (wie Cortison, Prednison, Imurek®, Phenylbutazon). Die gewohnheitsmäßige Einnahme von Beruhigungsmitteln und Schlafmitteln wirkt leider ebenfalls in dieser Richtung. Auch sie blockieren, auf die Dauer gesehen, die Selbstheilungskräfte des Körpers, die wir doch gerade entblockieren wollen.

*Blockierung der Selbstheilungskräfte*

Auch wenn sie Angst vor Spritzen haben sollten, gehen Sie voller Vertrauen zum Neuraltherapeuten. Jeder Nadelstich tut weh. Aber was bedeutet das, gemessen an Ihren Beschwerden und dem, was Sie bereits durchgemacht haben, und wenn damit für Sie die Aussicht besteht, endlich gesund zu werden?

Ich verbürge mich dafür: Die Neuraltherapie nach Huneke ist bei fachgerechter ärztlicher Anwendung völlig ungefährlich und jedem Menschen zumutbar! Sie verträgt sich mit allen anderen Mitteln und Methoden und beeinträchtigt auch laufende Kuren nicht. Professor *F. Reischauer* nannte das Procain ein »königliches Medikament«. Die Chirurgen arbeiten täglich in aller Welt mit viel größeren Mengen als wir. Und sie tun es ohne Bedenken.

*Procain – königliches Medikament*

Procain betäubt nur örtlich das Gewebe, in das es gespritzt wurde, und darf nicht mit einem allgemeinen Betäubungsmittel wie Opium oder Morphium verwechselt werden. Innerhalb von 20 Minuten wird es schon im Gewebe (nicht in der Leber!) durch Enzyme aufgespalten und abgebaut. Alle Abbauprodukte sind bekannt und unschädlich, einige werden sogar als Medikamente eingesetzt.

Bis Sie wieder zu Hause sind, ist nichts mehr von dem Procain in Ihrem Körper. Wird es an die falsche Stelle gespritzt, schadet es also nicht. Sie wissen: Es wirkt nur, wenn es an die für Sie richtige Stelle kommt!

Procain kann also weder zur Sucht noch zur Gewöhnung führen und hat auch bei längerer Anwendung keine bedenklichen Nebenwirkungen. Wäre diese Therapie sonst als Naturheilverfahren anerkannt?

# Nach der Behandlung

Nach der Injektion wird dem Patienten höchstens für einige Minuten etwas schwindelig. Das ist eine harmlose Reaktion auf das Medikament, die noch nicht einmal jeder spürt. Bettruhe ist nicht nötig. Wer sich doch etwas aufgeregt hat, nimmt ein paar Baldriantropfen oder ein anderes harmloses Beruhigungsmittel.

*Normale Folgeerscheinungen*

Wenn der Arzt, wie beispielsweise bei Knochenhautentzündungen, unter die Knochenhaut spritzen mußte, kann es zwei bis drei Tage lang unangenehm weh tun. Dann sind einige Tabletten erlaubt. Wenn der Schmerz abklingt, geht es Ihnen fast immer viel besser als vor der Behandlung. Nach den Mandelspritzen kann es für ein bis zwei Tage einen leichten Schluckschmerz geben, so wie bei einer beginnenden Angina. Eine Behandlung ist unnötig. Wurde die Prostata gespritzt, tritt gelegentlich eine harmlose Nachblutung aus der Harnröhre auf, und beim nächsten Samenerguß kann das Sperma braunrot gefärbt sein. Ignorieren Sie es. Es hat nichts zu bedeuten.

Nach jedem Nadelstich in lebendes Gewebe blutet es mehr oder weniger stark. Wenn sich also eine unterspritzte Narbe grün und blau färbt, so besagt das gar nichts! Selbst größere Blutergüsse, die extrem selten sind, sollten Sie nicht erschrecken. Erinnern Sie sich doch daran, daß viele Ärzte Eigenblutspritzen verabreichen, weil das Blut (außerhalb der Adern) im Gewebe wie ein abwehrstärkendes Heilmittel wirkt. Es gibt keine aufregenden Dinge zu befürchten, wenn Sie die Praxis verlassen haben!

Manchmal höre ich, der Schmerz sei zwar an der segmentbehandelten Stelle verschwunden, nun aber woanders hingewandert. Das ist ein Trugschluß. Richtig ist: Der »laute« Schmerz hat den »leiseren« übertönt. Seit der laute zum Schweigen gebracht wurde, kann sich der leisere melden. Es kann sich aber auch etwas ganz Neues bemerkbar machen: ein Zahn, eine Narbe oder etwas, das einen an eine frühere Verletzung erinnert. Das ist wichtig! Die Behandlung hat Störfelder provoziert, die sich bisher stumm verhalten haben.

*Notieren Sie Ihre Beobachtungen*

Schreiben Sie derartige Beobachtungen in Stichworten auf (nur die ersten beiden Tage sind wichtig), und zeigen Sie dem Arzt den Zettel vor der nächsten Sitzung. Noch ein Tip: Er wird Ihnen auch dankbar sein, wenn Sie daheim schon in Ruhe die immer wieder oder dauernd schmerzenden Stellen mit einem kleinen

Heftpflaster-Eckchen bekleben. Aber es sollten nicht mehr als acht Punkte markiert werden. Sie führen ihn so auf die wichtigen Maximalpunkte und ersparen ihm Zeit.

*Kein Erfolg ohne Mitarbeit des Patienten*

Wenn der Patient nicht mitarbeitet, ist auch der beste Neuraltherapeut machtlos. Was aber möglich ist, wenn der Erkrankte seine Bemühungen unterstützt, zeigt mein schönster Fall, eine völlig unerwartete Heilung. Es handelt sich um einen ehemals gelähmten Patienten, und ich betone ausdrücklich, daß ich so etwas nur einmal in dieser Form erlebt habe, um bei Querschnittgelähmten keine unbegründeten Hoffnungen zu erwecken.

*Der gelähmte Tierarzt*

Ein 31jähriger Tierarzt wurde in meine Praxis getragen. Seit zwei Jahren war er an beiden Beinen schlaff gelähmt, erst stunden- und tageweise, dann ständig.

Für die Fachleute betone ich, daß in allen Krankengeschichten steht, daß die Reflexe an den Beinen im Anfall jedesmal erloschen waren. Das besagt, daß eine psychogene Lähmung, die durch den Glauben geheilt werden kann, ausscheidet.

Zwei Universitätskliniken hatten ihn vier Jahre lang unter Ausschöpfen aller schulmedizinischen Mittel und Methoden ergebnislos behandelt. Schließlich wurde er ungeheilt entlassen. Er bekam eine wohlklingende Diagnose mit, die zwar die Krankheit beschrieb, aber nichts über die Ursache sagte: »Hereditäre paroxysmale Paresen Goldflam«. Das heißt übersetzt: erbbedingte anfallsweise auftretende Lähmungen, wie sie der Neurologe *Goldflam* zum ersten Mal beschrieben hat.

Ich wollte die Behandlung ablehnen, weil ich von einer solchen Krankheit noch nie etwas gehört hatte und Erbkrankheiten ja nicht in unseren Zuständigkeitsbereich fallen. Der junge Arzt hatte jedoch mein Lehrbuch studiert und meinte: »Wer weiß, ob das erblich ist; in meiner Familie gab es nie so etwas. Ihr Lehrer Huneke sagt doch, jede Krankheit kann störfeldbedingt sein. Bitte probieren Sie es doch wenigstens.« Ich versuchte es, um den armen Teufel nicht abzuweisen. Seine Muskulatur war noch einigermaßen erhalten. Das verdankte er seiner Frau, einer gelernten Krankengymnastin, die ihn aufopfernd pflegte und mehrmals täglich massierte.

Zur Vorgeschichte gab er an: viele Mandelentzündungen, auch Mandelabszesse, 20 Granatsplitter-Narben an beiden Beinen und – er habe sich beim Punktieren eines kranken Pferdes in die Fingerbeere gestochen; die Nadel sei mit Sicherheit infiziert gewesen. Eine Woche später hatten sich die ersten Symptome bemerkbar gemacht. Als Berufskrankheit habe man sein Leiden nicht anerkannt. Ein Obergutachten hatte mit päpstlicher Unfehlbarkeit entschieden, diese für einen Tierarzt alltägliche Stichverletzung könne keinesfalls die Ursache der Lähmungen sein.

Zuerst testete ich die Mandeln ausgiebig – nichts. Inzwischen las ich mir die Krankenblätter durch und stieß wieder auf den Stich. Es war keine Narbe zu sehen. Aber warum sollte dort nicht ein Störfeld entstanden sein? Ich spritzte etwas Procain in die Fingerbeere – ohne jede Hoffnung! Da sagte mein Patient plötzlich: »Kann denn das sein? Ich fühle plötzlich, wie wieder Leben in meine Beine kommt!« Minuten später konnte er aufstehen und, von mir gestützt, seit Jahren wieder die ersten Schritte gehen. Er heulte los: »Ich kann wieder laufen!« Seine Frau weinte, meine auch, und ich goß uns allen schnell einen großen Cognac ein, was bei übergroßen Gemütsbewegungen immer gut ist!

Hätte der Tierarzt den Kanülenstich nicht erwähnt, wäre er sicherlich bis an sein Lebensende an den Rollstuhl gefesselt geblieben. So aber arbeitet er heute noch in seinem Beruf; 20 Jahre blieb er rückfallfrei. Es gab noch ein lustiges Nachspiel: Als er sich dem Professor vorstellte, der die so schöne, aber falsche Diagnose gestellt hatte, fragte dieser ihn, wie es zu der für ihn unfaßbaren Heilung gekommen sei. Als er hörte, ich habe ihm nur ein paar Tropfen Impletol in die besagte Fingerbeere gegeben, entfuhr es dem weisen Mann: »Impletol? Das hätten wir auch gekonnt!«

*Das hätten wir auch gekonnt*

Ja, *hätten!* »Enten hätte ich züchten sollen!«, sagte der Volkskomiker *Karl Valentin,* als ihm beim Wasserrohrbruch alle Hühnerküken ersoffen waren ...

Dieser Erfolg war ein Glückstreffer, für mich und noch mehr für den Tierarzt. Solche Paradefälle – ich habe ihn in der Fachpresse geschildert – werden von den Sensationsblättern als »Wunderheilungen« aufgebauscht. Ein Wunder, das man erklären kann, ist aber keines. Ein Journalist dichtete mir ohne mein Wissen an, ich könne mit einer einzigen »Wunderspritze« *jede* Lähmung heilen. Solche Berichte schaden der Methode und mir. Ich habe den Schreiber verklagt. Aber was hilft das? »Lieschen Müller« glaubt an Wunder und liest so etwas gern. Den Auflagen dieser nichtseriösen Illustrierten nach zu schließen, muß es davon sehr viele geben. Mundus vult decipi – die Welt will betrogen werden!

*Ein Wunder, das man erklären kann*

# Procain als Quell ewiger Jugend?

Das Procain ist in den letzten Jahren als Geriatrikum, also als Mittel gegen Altersbeschwerden, so bekannt geworden, daß ich auch darauf eingehen muß.

Verjüngung ist ein alter Menschheitstraum. Der Jungbrunnen, in den das alte Weib hineinsteigt und als junges Mädchen wieder herausspringt, wird wohl immer ein Wunsch bleiben. In der Bibel lesen wir im Psalm 90: »Unser Leben währet siebzig Jahre...«. Daran hat sich auch bis heute noch nicht viel geändert.

Sicher, es gibt auch da Ausnahmen: 1973 verstarb im Kaukasus der Bauer S. Mislimow mit (angeblich) 168 Jahren. Noch wenige Tage zuvor hatte er mit seiner 107 Jahre alten Frau ausgelassen auf der Hochzeit eines Urenkels getanzt. Bei einem Toast auf das Brautpaar (mit Ziegenmilch?) verriet er sein Rezept fürs Altwerden: Alkohol und Nikotin meiden! Andere Alte meinten aber, gerade der Wein und ihr Pfeifchen hätten sie alt werden lassen. Der 121jährige Grieche J. Bouloubasakis erweiterte die Liste der Dinge, die man möglichst meiden sollte, noch auf Bücher, Politik, Kriege, Revolutionen, Juristen – und Ärzte!

*Rezept fürs Altwerden*

Altern ist Schicksal. Aber das *vorzeitige Altern,* das plötzliche Nachlassen der Vitalität und das verfrühte Auftreten typischer Altersbeschwerden ist einer Krankheit gleichzusetzen. Und wie bei jeder anderen Krankheit kann auch hier wieder ein Störfeld mit im Spiel sein. Erinnern wir uns nur an den Goldschmied, der nach einigen Procain-Behandlungen der Prostata auf einmal wieder besser sehen und ohne Brille arbeiten konnte.

*Beschwerde-reiches Altern – muß das sein?*

Jeder kennt die Alterserscheinungen. Das Gewebe verliert an Wasser, die Haut wird trockener und runzelig. In den Zellen und Adern setzen sich Schlacken ab, die sie verkalken und verkrusten lassen. Das behindert allmählich immer mehr die Durchblutung und Ernährung der Gewebe. Die Muskeln werden schwach, die Gelenke immer steifer und das Gehen wird beschwerlicher. Die Sehkraft nimmt ab, das Gehör läßt nach, ebenso das Gedächtnis und die Konzentrationsfähigkeit. Das Herz arbeitet nicht mehr so gut wie früher, der Schlaf wird schlechter, der Appetit läßt nach, seelische Veränderungen machen sich bemerkbar.

Es gibt aber auch beneidenswerte betagte Menschen, die bis ins hohe Alter ihre Frische und den Kontakt mit der Umwelt bewahrt haben. Warum einmal ein frühes, beschwerdenreiches Altwerden und ein andermal ein so gesegneter Lebensabend?

Biologen und Mediziner gehen diesen Fragen nach. Die Gerontologie erforscht die Alterungsvorgänge, und die Geriatrie beschäftigt sich mit den Krankheiten des alternden und alten Menschen. Der moderne Mensch ist zu der Überzeugung gekommen, daß fast alles »machbar« ist. Während sich seine Vorfahren noch den Naturgesetzen und -gewalten beugten, versucht er, die Umwelt zu ändern und sie seinen Wünschen und Vorstellungen anzupassen. So ist er auch darangegangen, die natürliche Lebensgrenze nach oben zu verschieben. Zwar gelingt ihm das mit Hilfe von Naturwissenschaft und Technik auch durchaus, doch wirken seinen Bemühungen die Begleitumstände des modernen Lebens entgegen.

Tierversuche haben gezeigt, daß man experimentell Gewebe zu degenerativen (entarteten) Umbauvorgängen und Verkalkungen zwingen kann, wie wir sie sonst nur vom Altern her kennen. Man muß den Labortieren nur laufend kleinste Mengen von Giften geben und sie fortwährend Nervenreizen (Lärm, Schreck, Lichtreize, Wärme, Kälte) aussetzen.

*Überbean-spruchte Regulations-kräfte*

Täglich überfluten uns Nervenreize und Nervengifte der verschiedensten Art: Verseuchte und verpestete Luft, schlechtes Wasser, Lärm, Lichtreklamen, mit Chemikalien versetzte, denaturierte Lebensmittel, Atom- und Röntgenstrahlen, Genußgifte, Angst, Aufregungen und das pausenlose Gehetze des Alltags lassen uns kaum noch zur Entspannung kommen. Wenn dann auch noch Störfelder wie schlechte Zähne oder Mandeln mithelfen, das vegetative System dauernd in Unordnung zu bringen, können die überbeanspruchten Regulationskräfte nicht nur den Ausbruch einer Krankheit, sondern auch vorzeitiges Altern nicht mehr verhindern. Das Vegetativum spielt also beim Prozeß des Alterns dieselbe Rolle wie beim Entstehen einer Krankheit.

Diese Erkenntnis legt den Gedanken nahe, eine Behandlungsmethode gegen das vorzeitige Altern und seine Beschwerden einzusetzen, die – neben der notwendigen Beseitigung der Umwelt- und chemischen Innenwelt-Verschmutzung – das ständig überreizte Nervensystem entspannt, die inneren Gleichgewichtsstörungen beseitigt und so den unnatürlichen Prozeß aufhält oder unter Umständen sogar wieder rückgängig macht.

Eine solche Methode ist die Neuraltherapie. Walter Huneke war zuerst aufgefallen, daß die meisten Patienten, vor allem ältere Leute, nach einigen Procain-Injektionen eine Besserung des Allgemeinbefindens feststellten und oft wörtlich sagten: »Ich fühle mich jetzt zehn (oder 20) Jahre jünger!« Unabhängig von dem Grundleiden, das sie zum Arzt geführt hatte, sahen sie bald gesünder aus; sie gingen aufrechter, ihre Leistungsfähigkeit nahm wieder zu, und sie fühlten sich jugendlich frisch.

*Sich 10 Jahre jünger fühlen*

Auch unsere Patienten loben immer wieder diesen erfreulichen Nebeneffekt der Procain-Therapie.

Schon 1952 veröffentlichte Walter Huneke diese Beobachtungen in seinem Buch »Impletol-Therapie«. Dort heißt es wörtlich, »daß in zahlreichen Fällen eine richtige, etwa alle paar Monate wiederholte Impletol-Behandlung deutlich verjüngend und damit lebensverlängernd gewirkt hat.« Das war natürlich nur bei den krankhaft vorzeitig Gealterten möglich, nicht bei allen Menschen. Seine Erfahrungen publizierte er 1959 zusammen mit Dr. *B. Kern* in dem Buch »Verjüngung durch Novocain«.

*Novocain, ein erfolgreiches Geriatrikum*

Man sollte meinen, die Menschheit hätte aufgehorcht und den Brüdern Huneke goldene Denkmäler gesetzt. Nichts dergleichen passierte. Novocain (= Procain) war 1905 von einem Deutschen *Einhorn* entwickelt worden; Walter und Ferdinand Huneke hatten damit erstaunliche Heilerfolge erzielt und nun auch seine Verwendung als Geriatrikum entdeckt. Doch in *Deutschland* registrierte das niemand. Der Prophet gilt eben nichts in seinem Vaterland. Das wurde erst anders, als die rumänische Professorin *Anna Aslan* davon erfuhr und die Anwendungsmöglichkeiten in ihrem Altersheim nachprüfte. Erst deren Erfolge erregten weltweites Aufsehen und machten das Wissen um diese neue Indikation zum Allgemeingut.

Frau Aslan spritzte das Procain in vielen Injektionen mit je 5 ml in die Gesäßmuskulatur. Diese Applikationsform* hatte aber Nachteile: Die alten Leute konnten schließlich kaum noch sitzen.

Es dauerte nicht lange, bis die pharmazeutische Industrie, die das große Geschäft mit dem verständlichen Wunsch nach »Verjüngung« und Lebensverlängerung witterte, eine Möglichkeit fand, den Organismus durch Kapseln und Dragees mit Procain zu überschwemmen. Sie verdient Millionen daran!

*Länger leben mit »Vitamin H 3«?*

Frau Aslan meint, im Procain ein neues »Vitamin H 3« entdeckt zu haben, das für die verjüngende Wirkung zuständig ist. Ihrer Deutung und der von ihr propagierten hohen Dosierung können wir Neuraltherapeuten uns nicht anschließen. Wir bauen auf den 50jährigen Erfahrungen vieler Ärzte mit dem Procain als Heilmittel auf und kennen den Wirkungsmechanismus längst. Wir wissen, daß wir mit gelegentlichen Behandlungen und geringsten Mengen auskommen können. Aber nur, wenn wir den repolarisierenden und regulierenden Heilreiz dort ansetzen, wo es bei dem Betreffenden gerade nötig ist.

Am wichtigsten ist das Ausschalten aller beteiligten Störfelder. Aber die Segmenttherapie kann am Ort des Funktionsausfalls auch oft noch viel bessern: Kopfschmerzen, Schwindel, Schlaflosigkeit und Arteriosklerose des Gehirns können mit Injektionen in die Vene und unter die Kopfschwarte gemildert und mitunter sogar beseitigt werden. Bei Schwerhörigkeit wird Procain nicht nur in die Vene, sondern auch hinter das Ohr injiziert. Das »Altersherz« können wir mit intravenösen Injektionen und Quaddeln neben das Brustbein stärken, und beim Altersemphysem setzen wir außerdem noch Quaddeln in bestimmte Punkte neben die Wirbelsäule. Dies sind nur einige Beispiele.

Der Arzt wird, wenn nötig, zusätzlich noch Vitamine, vorsichtig dosierte Hormone und Frischzellen-Präparate geben. Natürlich entbindet alle ärztliche Kunst den Patienten nicht von der Verpflichtung, in jeder Hinsicht vernünftig zu leben – ohne den Freuden des Lebens allzu ängstlich aus dem Weg zu gehen. Sonst lebt er auch nicht länger, es kommt ihm nur länger vor. »Nichts in der Welt macht früher alt als die beständige Furcht, es zu werden«, schrieb einst Ernst Freiherr von Feuchtersleben, der österreichische Arzt und Dichter.

---

\* Applikation = Verabreichung.

# Das Wichtigste – zusammengefaßt

*Ein notwendiges Nachwort*

1. Die *Neuraltherapie* ist keine Wundermedizin, sondern eine vollwertige ärztliche Methode. Sie will keine anderen erfolgreichen Heilverfahren verdrängen oder ersetzen. Sie versteht sich selbst als Bereicherung der modernen Medizin, die noch dann etwas erreichen kann, wenn der Arzt mit seiner »Schulweisheit am Ende« ist. Sie hat große Erfolge, aber auch fest umrissene Zuständigkeiten und ihre Grenzen.

2. Die *Segmenttherapie* kann in geeigneten Fällen die vegetativen Grundfunktionen und damit auch die Durchblutung und Ernährung kranker Gewebe so bessern, daß die Selbstheilungs-Tendenzen entscheidend unterstützt und reaktiviert werden. Es kann dann zur Heilung oder Defektheilung* kommen. Eine Arthrose oder Spondylose können wir nicht beseitigen. Aber der Kranke wird schmerzfrei und im Rahmen verbliebener Möglichkeiten wieder bewegungsfähig. Wir sind nur Diener der Natur, nicht ihre Beherrscher!

3. Das krankheitsauslösende *Störfeld* muß in Zusammenarbeit von Arzt und Patient gesucht und ausgeschaltet werden. Bei etwa 30% aller bisherigen therapieresistenten Erkrankungen ist das der einzig mögliche Weg zu ihrer Heilung!

---

\* Ist eine Heilung nicht hundertprozentig, bleibt beispielsweise eine Narbe zurück, spricht man von Defektheilung.

4. Der *Neuraltherapeut* muß eine Technik beherrschen lernen, die auf den Universitäten noch nicht gelehrt wird. Zu aller bekannten Diagnostik erfordert unsere Therapie außerdem: hervorragende anatomische Kenntnisse, Fingerspitzengefühl im wörtlichen wie übertragenen Sinn, Geduld und individuelles Eingehen auf den Patienten, das Beherrschen auch der schwierigen Injektionstechniken und eine ruhige Hand.

5. Der *Patient* muß Vertrauen und etwas Mut mitbringen. Er muß über die Möglichkeiten, Voraussetzungen und Grundregeln der Huneke-Therapie aufgeklärt sein und mitarbeiten. Auch er braucht Geduld!
Nur so können alle gemeinsamen Bemühungen zum Erfolg führen! Ich wünsche ihn jedem meiner Leser von ganzem Herzen.

# Bewegungstraining macht's möglich!

»Zwanzig Jahre 40 bleiben« heißt das Erfolgsprogramm der Bewegungsschule Bad Salzuflen. Dr. med. Walter Noder hat als Chefarzt des präventivmedizinischen Instituts die Bewegungsschule Bad Salzuflen mit aufgebaut, »deren Bewegungstherapie qualitativ wie quantitativ betrachtet unter den Heilbädern Deutschlands an der Spitze steht« (FAZ). Der erfahrene Arzt hat dieses erfolgreiche Programm mit seinem Buch jetzt in eine Form übertragen, die es jedem ermöglicht, zuhause individuell Herz-Kreislauf-Training zu betreiben. Und das bedeutet: den Lebensabschnitt optimaler Leistungs- und Erlebnisfähigkeit verlängern.

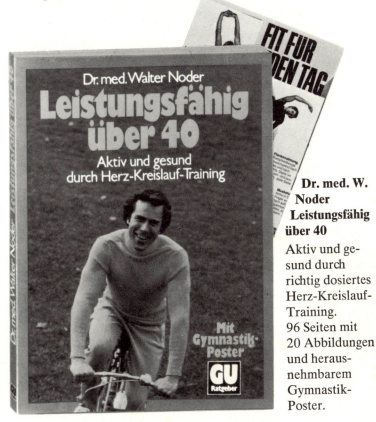

**Dr. med. W. Noder**
**Leistungsfähig über 40**
Aktiv und gesund durch richtig dosiertes Herz-Kreislauf-Training. 96 Seiten mit 20 Abbildungen und herausnehmbarem Gymnastik-Poster.

# Die neue Diätbuch-Generation

Hier ist die Diät, die schmeckt – und zugleich dem neuesten medizinischen und ernährungswissenschaftlichen Stand entspricht. Drei Vorzüge zeichnen diese neuen Diät-Ratgeber aus:

- Nach allen Rezepten kann mit einfacher Abwandlung für die gesamte Familie gekocht werden!
- Neue, köstliche Koch-Ideen in leicht und schnell machbaren Rezepten!
- Jedes Rezept ist doppelt getestet und enthält genaue Nährstoff-, Kalorien- und Joule-Angaben!

*Alle hier abgebildeten Diätbücher sind bereits erschienen und in Ihrer Buchhandlung erhältlich.*

*Jedes Diätbuch mit praktischen Rezeptabwandlungen für die ganze Familie und „Diätkompaß", mit 68 Seiten, 4 Farbfotos und vielen Informationszeichnungen.*